KB142059

디톡스 건강법

이 책을 소중한

_____님에게 선물합니다.

_____ 드림

| 한의사가 알려 주는 7주 디톡스 플랜 |

디톡스 건강법

최성희 지음

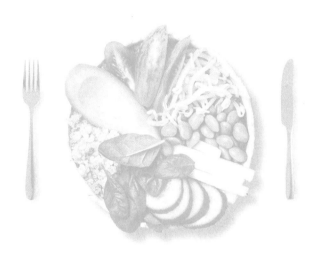

위닝북스

디톡스로 건강을 지켜라!

"디톡스는 다이어트 하는 거예요."

"디톡스는 주스를 마시는 거예요."

"제품을 복용해서 디톡스를 하고 있어요."

흔히 '디톡스'라고 하면 체중 감량, 해독주스, 디톡스 제품을 떠올린다. 현재 디톡스와 관련한 방법과 제품만 해도 수십 가지에 이른다. 커피 관장, 킬레이션 요법, 야채주스, 깔라만시 디톡스, 레몬 디톡스, 자몽 디톡스 등 종류가 다양하며 장을 비우거나 단식을 하며 물만 마시거나 한 종류의 음식을 섭취하기도 한다.

'디톡스'란 체내에 쌓인 독소를 없애는 것이다. 인체 내에서 생성되는 독소의 종류는 다양하다. 어혈, 담음, 식적, 변비나 과민성장증후군으로 인한 대변의 이상, 체내에 저류된 수분, 지나친 혈당, 과다한 LDL(저밀도지단백) 콜레스테롤과 중성지방 등이 모두 독소에 해당한다.

독소가 인체에 미치는 영향력은 초기에는 미미해 보인다. 하지만 시간이 지날수록 독소의 파급력과 유해성은 상상을 뛰어넘는다. 이는 여름철 비에 비유할 수 있는데 가랑비는 초기에는 홍수를 만들어 내지 못하지만 지속적으로 내린다면 도시는 물로 넘쳐나고 인간은 행동의 제한을 받을 수 밖에 없게 된다. 마찬가지로 독소의 양이 적을 때에는 인체에 미치는 영향력이 적다. 하지만 독소가 점점 늘어나 인체 허용 범위를 넘어서면 예상치 못한 통증, 염증, 부종, 저림 등 각종 질병이 나타난다. 많은 사람들은 몸속에 독소가 축적된 후에야 건강에 이상이 생겼음을 느끼기 시작한다.

한의원에서 진료를 하다 보면 환자들은 세 가지 유형 중 하나에 속한다. 첫째, 불편한 증상을 느끼지만 건강검진 결과 '정상'이라는 판정을 받았으므로 안심하고 살거나 둘째, 검사 결과 '정상' 판정을 받았지만 현재의 불편한 상황은 인체에서 무언가 잘못되고 있음을 느끼고 의문을 품는다. 셋째, 검진 결과 '이상 있음'이라는 판정을 받아도 신체 활동을 할 수 있다면 심각성을 느끼지 못 한 채 평소대로 살아가는 유형이다.

디톡스 효과가 가장 잘 나타나는 것은 바로 두 번째에 속한 사람들이다. 자신의 신체에서 나타나는 증상들에 관심을 기울이고 불편감을 해소하기 위해 노력하는 사람들은 원인을 알아내기만 하면 어떻게든 대응책을 마련하려고 노력하기 때문이다. 나 역시 그러했다. 20대부터 몸 여기저기에서 알 수 없는 통증들이 나타나기 시작했다. 날이 갈수록 심각해지는 두통은 진통제 4알을 먹어도 듣지 않았고 경추 통증은 목 보호대를 해야 할 정도로 심각했었다. 또한 20대부터 갑자기 시작된 알레르기 비염은 2번의 수술에도 재발했고, 출산의 고통에 버금간다는 요로결석과 다리 마비 증상, 빈혈과 어리럼증, 안구 건조증과 어깨 통증 등은 수시로 나를 떨게 만들었다.

얼마 전 그 동안 내가 겪었던 증상들을 모두 적어보니 A4 한 장이 훌쩍 넘어갔다. 지금은 통증 없이 웃으며 지낼 수 있지만 당시에는 죽고 싶을 정도로 힘들었다. 제발 원인만이라도 알고 싶었다. 그러나 위내시경, 자궁초음파, 양쪽 두뇌의 혈류 흐름 속도 측정, 경추 엑스레이 촬영 등 갖가지 검사를 해 보았지만 '정상'이라는 판정을 받았다. 그 사이 통증은 날이 갈수록 심해졌다.

나는 이렇게 힘들고 아픈데 내 몸이 정상이라니 이해할 수가 없었다. 원인을 몰라서 더욱 애가 탔다. 그러나 10년 뒤, 그 의문은 모두 해소되었고 해결책도 찾을 수 있었다. 바로 '독소' 때문이었다. 자각하든 자각하지 못하든 체내에서 계속해서 생성되는 독소가 원인이었던 것이다.

　모든 병에는 원인이 존재한다. 다시 말해 신체에서 나타나는 증상들은 모두 원인이 존재하는 것이다. 대부분의 사람들은 자신의 신체에서 나타나는 증상들을 가볍게 지나친다. 징조를 보아 장차 다가올 일을 알 수 있듯이 겉으로 드러난 증상들이 무엇을 의미하는지 알고 있어야 더 큰 병으로 발전하는 것을 막을 수 있다. 또한 독소에 대해 정확히 알고 독소에 따른 올바른 디톡스 방법을 실행해야 건강한 삶을 살 수 있게 된다.

　이 책이 독소란 무엇이며 어떻게 디톡스를 해야 하는지 길라잡이가 되길 바란다. 통증 없이 숨 쉬며 살아가는 것이 얼마나 기쁜 일인지 깨닫는 데 수십 년의 세월이 걸렸다. 이 책을 읽는 독자들은 부디 그 시기를 앞당겨서 하루빨리 건강을 되찾고 소중한 건강을 지켰으면 하는 바람이다.

　이 책이 세상에 빛을 발하도록 허락해 주시고 갖가지 통증과 고난을 이겨낼 힘을 주신 하나님께 감사 드린다. 또한 책을 쓰도록 아낌없는 조언을 해 주신 〈김도사한국책쓰기1인창업협회〉의 김태광 대표님과 언제나 활기 넘치는 〈위닝북스〉 권동희 회장님 및 직원 분들에게 감사 드린다.

　부족한 제자를 이끌어 주시고 건강을 회복할 수 있도록 도와주신 스승님과 교수님들께 항상 감사하며 환자에게 최선을 다하라는 가르침을 잊지 않도록 앞으로도 노력할 것이다. 누나가 힘들 때 백방으로 뛰어다니며 해결책을 찾아 주었던 나의 동생 최성환에게 사랑을 전하며 언제나 나의 든든한 지원군이자 물심양면으로 도와주시는 사랑하는 부모님께 이 책을 바치고 싶다.

2019년 1월

한의사 최성희

PART 4

디톡스로
건강을 지킬 수 있다

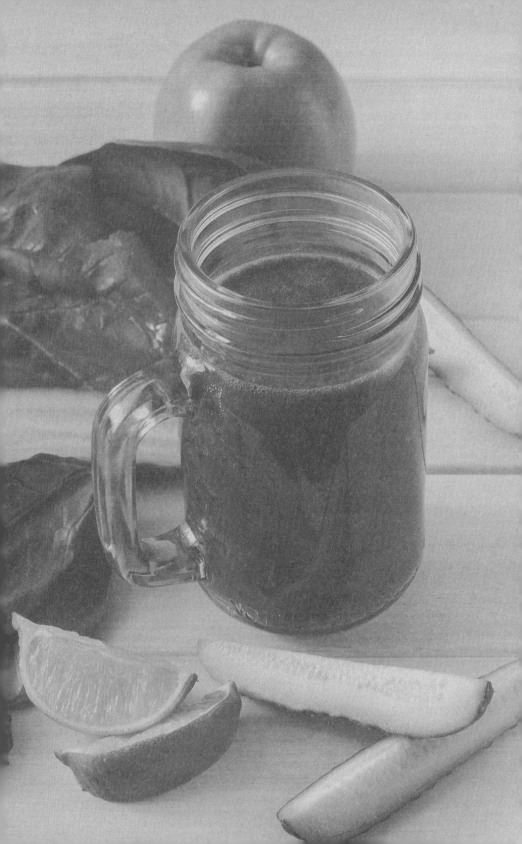

PART 1

병에 걸리는
이유는
따로 있다

디톡스로 건강을
지킬 수 있다

질병은 천 개나 있지만, 건강은 하나밖에 없다.

L. 뵈르네

"선생님, 유독 오른쪽 머리가 아픈데 무슨 문제라도 있나요?"

대학교를 다니는 동안 서서히 나를 짓누르던 두통이 졸업 후에는 더욱 심해졌다. 원인을 알고 싶어 신경외과에서 좌우측 뇌 혈류 속도를 검사했고 결과가 나오자 의사는 잠시 고개를 갸우뚱했다.

"음……, 검사 결과 오른쪽 뇌혈관이 좁아져 있고 양쪽 뇌의 혈류 속도에도 현저한 차이가 보이네요. 아마도 모야모야병 같은데요. 이 병은 뇌혈관이 점점 막혀가는 병입니다. 혈액 공급이 원활하지 않기 때문에 두통이 올 수 있습니다. 하지만 이런 경우는 저도 처음이라 더 자세히 보고 말씀드리겠습니다."

청천벽력 같았다. 단순히 머리가 아파서 왔는데 뇌혈관이 점점 막혀가고 있다니 기가 막힐 노릇이었다. 검사 결과가 나올 때까지 걱정 속에 잠을 이루지 못했다. 진료 날짜가 되자 조마조마한 마음으로 다시 병원을 찾았다.

"다행히 모야모야병은 아닌 것 같아요. 원인은 잘 모르겠지만 두통에 먹는 약을 처방해 드리겠습니다."

그날 나는 모야모야병이 아니라는 사실에 검사하며 병원 문을 나섰다. 하지만 그 후로도 여전히 두통에 시달리며 괴로움은 멈추지 않았다. 결국 스스로 그 해법을 찾기로 했다. 주변을 둘러보면 나같이 원인을 알 수 없는 통증에 시달리는 사람들이 많았다. 현대인들은 이유 없이 아픈 일이 많다. 조금만 움직이거나 기운이 떨어져도 피로감을 쉽게 느끼며 어깨 결림이나 만성피로에 시달리며 살아간다. 답답한 마음에 병원을 찾아가지만 시원한 답을 얻지 못한다. 대부분의 환자들은 통증의 원인과 치료법을 알기 원하고 예후는 어떤지 듣고 싶어 하지만 원인을 알 수 없으므로 '신경성'이라는 진단을 받고 특별한 치료법은 없다는 대답만 들을 뿐이다.

원인을 알 수 없는 증상들이 나타나는 이유는 과연 무엇 때문일까? 그것은 바로 '독소' 때문이다. '독소'란 외부에서 몸속으로 들어온 외독소와 내부에서 만들어진 내독소가 있다. 각종 세균과 바이러스, 화학 첨가물, 환경오염, 공업·축산 폐기물 등은 외부에서 인체로 유입된 외독소다. 반면 분노, 두려움, 놀람, 슬픔 등의 지나친 감정이나 잘못된 식습관, 기거생활, 과로와 지나친 스트레스 등으로 인체에 영향을 미쳐 만들어진 독소를 내독소라고 한다. 혈액 속에 처리되지 못한 당이나 지방이 넘쳐흐르고, 노폐물과 분비물의 배설이 원활하지 않을 때 내독소가 증가하는 것이다.

인체에서 독소를 배출하는 경로는 다양하다. 눈은 눈물로, 코는 호흡으로, 입은 침이나 재채기 혹은 구토로, 하초에서는 소변이나 대변, 방귀를 통해 독소를 내보낸다. 인체 장기 기능이 고장이 나서 독소 배출이 원활하지 않으면 체내에 독소가 쌓인다. 그러나 많은 사람들이 신체에 이상이 생길 때까지 자신의 몸에 독소가 쌓이는 것을 미처 알지 못한다. 오랜 시간이 지난 후 건강에 적신호가 켜지고 몸이 불편해지고 나서야 건강을 돌아보고 독소 배출에 관심을 갖기 시작한다.

몸속 독소를 빼내기 위한 제품들은 이미 시중에서 다양하게 판매 중이다. 한때 유행했던 커피 관장을 비롯해 레몬 디톡스, 야채주스 디톡스, 깔라만시 디톡스, 자몽 디톡스 등 종류만 따져도 수십 가지다. 이 제품들은 누구나 단기 복용만으로 모든 독소들을 배출할 수 있을 것만 같이 홍보한다. 흔히들 '디톡스'하면 '배변'을 떠올린다. 대변을 잘 보도록 만들어주면 몸의 모든 독소가 빠져나가고 살도 빠지면서 앞으로도 계속 건강할 것이라고 생각한다. 그러나 진정한 의미의 디톡스란 배변만을 포함하는 것이 아니다.

'디톡스'란 인체 내에서 생긴 독소들을 안전한 상태로 변환시키고 눈물, 호흡, 침, 재채기, 구토, 소변, 대변, 방귀 등으로 독소가 원활히 배출되는 것, 독소로 인해 손상된 신체 기능을 바로잡고 회복시키는 것으로 총 이 세 가지를 모두 포함해야 진정한 디톡스인 것이다.

위암에 걸린 사람들의 이야기를 들어보면 식사도 잘하고 용변을 하루에 한 번씩 잘 봤다고 말한다. 그렇다면 그들의 건강은 왜 나빠진 것일까? 해답은 '독소' 때문이다. 독소의 배출에는 문제가 없었지만 변환이 제때 이루어지지 않으므로 독소로 인해 저하된 신체 기능이 회복되지 않았기 때문이다. 그러므로 건강한 디톡스를 위해서는 독소의 변환과 배출, 신체 기능 회복의 삼박자가 모두 맞아야 한다.

"저는 아직 어려서 디톡스가 필요하지 않아요."
"피부가 하얘서 저는 디톡스와는 거리가 멀어요."
"남자가 무슨 디톡스를 해요?"

흔히들 디톡스라고 하면 비만이거나 변비가 있거나, 여드름이 있는 사람이 실행하는 것으로 오해한다. 그러나 디톡스는 어릴 때부터 각종 인스턴트 음식을 먹고 환경 호르몬에 노출되어 자라온 모든 사람에게 꼭 필요한 일이다. 아직도 뚱뚱하면 무작정 굶어서 살을 빼고, 변비는 약으로 하루하루 상황을 모면하고, 여드름은 보이는 대로 짜서 없애야 한다고 생각한다면 건강을 지키려는 것과는 아주 먼 행동들이다. 왜냐하면 이러한 행동들은 근본을 치료하는 것이 아니기 때문에 언제든 다시 예전 상태로 돌아가서 결국 독소를 증가시키기 때문이다. 스스로 건강을 자부하는 사람들도 자세히 질문하고 경청하며 진맥을 해 보면 건강하지 않은 경우가 많다. 그러므로 디톡스는 남녀노소를 불문하고 건강 문제를 해결하기 위해 거쳐야 할 필수 과정인 것이다.

인체는 스스로 치유 가능한 해독 능력을 갖고 있다. 그러나 인체의 정화 능력을 넘어선 많은 양의 독소가 유입되거나 해독 시스템의 일부가 고장이 나면 자정 능력이 저하되는 동시에 면역 능력도 약화된다. 결국 더 많은 독소가 체내에 축적되고 배출의 통로도 막혀 버리므로 건강은 악화된다. 올바른 디톡스는 독소를 배출시킨 후에 독소가 쌓이지 않도록 반드시 저하된 장기 기능을 바로잡아서 해독 시스템이 원활히 가동되도록 만들어야 한다.

현대인들은 건강을 위해 몸에 좋은 음식과 다양한 유기농

채소들을 먹으려고 노력한다. 또한 갖가지 운동을 병행하고, 건강 기능 식품, 각종 비타민과 영양제를 복용하기도 한다. 그러나 이러한 노력에도 불구하고 인체 내 독소를 제거하지 않으면 병에 걸릴 위험에서 벗어나기 힘들다.

'통즉불통 불통즉통'이란 말이 있다. 아픈 것은 통하지 않기 때문이고 통하지 않으면 아프다는 뜻이다. 인체에서 막힌 곳이 없고 기혈이 잘 소통되기만 하면 100세까지 무병장수할 수 있다. 그러나 기혈이 원활히 소통되지 않고 막히는 순간 독소가 쌓이고 독소가 내 몸을 공격하기 시작한다. 독소가 인체를 공격하기 전에 디톡스를 통해 독소의 변환과 배출이 원활해지고 신체 기능이 회복되도록 만들어야 한다. 이것이 바로 지금, 디톡스에 주목해야 하는 이유이다.

'열심히' 사는 것이 아니라 '건강하게' 살아야 한다

당신 자신의 회복을 인생 최우선으로 삼아라.
로빈 노우드

"돈을 잃으면 조금 잃는 것이요, 명예를 잃으면 많이 잃은 것이요, 건강을 잃으면 모든 것을 잃는다."

독일의 정치가이자 철혈재상이었던 비스마르크가 남긴 말이다. 건강이 그만큼 중요하다는 의미다. 하지만 대부분의 사람들은 건강할 때는 그 소중함을 잘 알지 못한 채 건강을 잃고 나서야 후회한다. 그렇다면 자신의 건강을 돌보지 못하면서까지 밤낮 없이 일하는 이유는 무엇일까? 경제적 자유와 권력 등을 얻기 위해 힘들어도 일에 매진하는 것이다. 그런데 이 모든 노력을 쏟아붓고 난 뒤 원하는 목표를 이루고 나면 갑자기 몸이 아파 온다. 목표를 앞에 두고 달리기만 하느라 몸이 삐거덕거리는 것을 미처 살피지 못한 탓이다. 그런데 아무리 돈을 많이 벌고 명예를 얻고 권력을 취했어도 단 몇 개월 밖에 살지 못한다면 자신이 노력해 쌓아 놓은 모든 것들이 헛수고로 끝날 뿐이다. 자신의 노력이 헛되지 않으려면 건강도 신경 쓰면서 살아야 한다.

어느 날 진료실에 찾아온 김상진 씨는 50대 후반으로 운수업에 종사하고 있었다. 30년 가까이 큰 트레일러를 운전하며 전국을 누비고 다닐 만큼 젊을 때부터 체력만큼은 자신이 있었다. 한창 잘나갈 때는 며칠씩 연이어 화물차를 운전하면서 고속도로에서 쪽잠을 자기도 했다. 일한 만큼 돈이 들어오는 재미도 있었고 몸도 불편한 곳이 없었기 때문에 건강만큼은 늘 자신 있었던 것이다. 그런데 그는 50대가 되었음에도 젊었을 때의 강도로 일을 지속했다. 그가 처음 내가 운영하는 한의원에 내원했을 때 증상은 단순히 허리가 아파서였다. 하지만 진맥 결과 부정맥이 있었고 심장이 제 기능을 하지 못하고 있었다.

"왜 멀쩡한 사람을 환자로 만들어요? 일 년 전에 심장 검사했는데 정상이라고 나왔어요. 나는 건강하니까 그런 말도 안 되는 소리하지 마세요!"

"그 검사는 이미 일 년 전에 한 것이잖아요. 6개월 전에 검사할 때는 깨끗했는데 6개월 만에 암이 발견됐다는 소리 들어보셨죠? 내가 체력을 어떻게 사용하고 얼마나 과로했느냐에 따라 건강은 순식간에 달라질 수 있어요. 심장은 한번 멎으면 생명과 직결되는 중요한 장기니까 오늘은 꼭 검사해 보세요."

그는 동의할 수 없다는 듯 씩씩거리며 한의원을 나갔다. 몇 시간 후 한 통의 전화가 걸려왔다.

"원장님, 저 검사했더니 발작성 심방세동으로 나왔어요. 이제 어떻게 해야 되죠?"

건강은 건강할 때 지켜야 한다. 하지만 많은 사람들이 어떻게 해야 건강을 지킬 수 있는지 잘 알지 못한다. 그저 단순히 잘 먹고 자며 규칙적인 생활만으로도 쌓인 피로를 풀 수 있다고 생각한다. 그렇다면 위에서 말한 감상진 씨는 왜 건강했던 심장에 문제가 생긴 것일까? 세 가지 원인을 찾아볼 수 있을 것이다.

첫째, 연령별 기운의 성쇠를 무시하고 강도 높은 일을 지속했다. 현존하는 가장 오래된 중국의 의학서인 《황제내경·소문》에는 40세 이후에 사람의 기운이 어떻게 변화되는지 잘 나타나 있다.

"40세가 되면 음기가 저절로 반으로 줄어들어 일상생활에서의 기력이 쇠하게 된다. 50세가 되면 몸이 무겁고 눈과 귀가 어두워진다. 60세가 되면 음경에 힘이 없고 기가 크게 쇠하며 구규가 제 기능을 다하지 못하고 하허상실(下虛上實)하여 눈물·콧물이 모두 나온다."

체격이 건장하거나 체력이 좋은 사람들은 기력이 떨어지는 40대에도 자신이 지치고 있다는 것을 느끼지 못하는 경우가 많다. 하지만 꼭 알아야 할 점은 자신이 자각하지 못한다고 해도 기운은 쇠하고 있다. 사람은 매일 노화가 진행된다. 다시 말해 기력이 날로 떨어지는 것이다.

김상진 씨는 40대부터는 업무량을 줄이고 50대에 들어서는 눈과 귀가 어두워지고 몸이 무거워지는 것을 감안해 무리하게 일정을 소화해서는 안 되었다. 그러나 그는 젊었을 때처럼 일을 했고 그 결과 건강이 무너졌다.

둘째, 그는 계절별로 건강 증진법이 다르다는 것을 알지 못했다. 《황제내경·소문》에는 계절에 따른 양생법이 잘 기술되어 있다.

"봄철 석 달을 발진(發陣)이라고 하는데 천지가 모두 생겨나고 만물이 자라난다. 이때는 밤에 잠자리에 들고 아침 일찍 일어난다. 여름 석 달을 번수(蕃秀)라고 하는데 천지가 사귀며 만물이 꽃 피우고 열매 맺는다. 이때는 밤에 잠자리에 들고 아침 일찍 일어난다. 가을 석 달을 용평(容平)이라고 하는데 천기는 쌀쌀해지고 지기는 맑아진다. 일찍 잠자리에 들고 일찍 일어난다. 겨울철 석 달을 폐장(閉藏)이라고 하는데 물이 얼고 땅이 갈라지며 양(陽)이 움직이지 못한다. 일찍 잠자리에 들고 해가 뜬 뒤에 일어나야 한다. 추운 곳보다는 따뜻한 곳에 가고 피부에서 기가 자주 새어 나가지 않도록 한다."

봄과 여름에는 늦게 자고 아침 일찍 일어나야 한다. 가을에는 일찍 자고 일찍 일어나며 겨울에는 일찍 자고 늦게 일어나는 것이 좋다. 계절별로 태양이 뜨고 지는 시기가 다르므로 인간의 활동도 태양의 주기에 맞추어 활동해야 건강을 지킬 수 있는 것이다. 하지만 김상진 씨의 출근 시간은 항상 새벽 2~3시였다. 이른 새벽에 출발해야 차가 막히지 않기 때문이었다. 게다가 일이 많을 때면 집에 들어가지도 못하고 휴게소에서 쪽잠을 자며 수백 킬로미터를 운전했다. 이틀 동안 5시간도 채 못 잔 날이 많을 만큼 일정을 맞추기 위해 항상 이른 새벽에 깨어 출근했고, 그로인해 충분한 수면을 취하지 못한 것이 건강을 무너뜨리는 요인이 되었다.

셋째, 장기간에 걸쳐 과로를 지속했다. 《동의보감·허로편》에는 '오로증(伍勞證)'에 대한 설명이 나와 있다. 오로증이란 심장, 간, 비장, 폐, 신장의 다섯 장기가 허약해서 나타나는 증세를 말한다. 이중 심장이 허약해진 것에 대해 동의보감에는 이렇게 기술되어 있다.

"심로(心勞)는 혈이 손상된 것이다. 갑자기 기뻐했다가 갑자기 성내며, 대변을 보기가 힘들고 입안이 허는 경우는 심로이다. 신경을 너무 쓰면 심로가 되는데, 혈액이 적어서 얼굴에 핏기가 없고 가슴이 놀란 것처럼 두근거리고 식은땀이 나며 놀정이 있고 질병이 심해지면 가슴이 아프고 목구멍이 붓는 증세가 나타난다. 또한 입과 혀가 헐어서 말을 잘할 수 없고 살이 빠진다."

김상진 씨는 기술한 내용처럼 대변을 보기 어려웠고 입안이 헐기도 했으며 얼굴에 혈색이 없고 창백했다. 가끔씩 가슴이 심하게 두근거렸지만 바쁜 일정 탓에 증상을 무시하고 운전에만 몰두했다. 장기간에 걸친 과로가 그의 심장을 허약하게 만들고 건강까지 망가뜨렸다. 많은 사람들이 건강할 때는 건강의 중요성을 모르고 지내다가 몸에 이상이 생겼을 때 비로소 건강의 소중함을 깨닫는다. 그런데 한 번 몸에 손상을 입으면 어떤 치료법을 동원해도 완벽히 건강한 몸으로 돌아가기가 쉽지 않다. 인체는 정직하다. 5의 강도만큼 일했으면 5의 강도만큼 쉬어야 하고, 10의 강도만큼 일했다면 10의 강도만큼 쉬어야 한다. 5만큼의 노동은 인체에 5만큼의 독소를 남기고, 10만큼의 노동은 10만큼의 독소를 남기기 때문이다. 더 많이, 더 높은 강도로 일할수록 인체는 오장육부의 공장들을 풀가동해야 한다. 공장 가동력이 높아질수록 배출되는 노폐물이나 독소도 많아질 수밖에 없다.

힘들게 일하고도 끝까지 버틸 수 있는 체력은 없다. 힘들게 일하면 체력을 소모하고 독소도 많이 생성된다. 오늘 당장 독소로 인한 통증이 나타나지 않았다고 해서 건강을 자신해서는 안 된다. 목표를 이루기 위해 앞만 보고 달리다가 건강을 잃는 것만큼 어리석은 일은 없다. 삶은 '열심히'가 아니라 '건강하게' 살아야 한다는 것을 잊지 말자.

모든 병에는
원인이 있다

건강한 사람은 건강의 고마움을 알지 못한다.
항상 건강을 유지하기 위해서는 비록 병이 없더라도 병에 대한 주의를 기울여야 한다.
토머스 칼라일

'증후군', '신경성'의 공통점은 바로 원인을 모르는 것이다.
'증후군'이란 어떤 질병이 두 가지 이상의 증후를 나타낼 때, 그
증상들의 모임을 증후군이라 한다. 예를 들어 메니에르 증후군
은 이명, 난청, 현기증 증상을 특징으로 하는 용어로써 이 증후
군을 가진 사람들은 귀에서 소리가 나거나 혹은 밖에서 나는
소리가 잘 안 들리며 어지러움을 호소한다. 양방에서는 이 증후
군에 대한 원인을 '원인 불명'이라고 규정한다.

'신경성'이란 어떤 증세가 신경 계통의 이상으로 나타나는
것이다. 그러나 대부분 원인을 알 수 없으면 '신경성'이라는 말
을 쓴다. 설사의 원인을 찾을 수 없으면 신경성 설사가 되는 것
이고 두통의 원인을 찾을 수 없으면 신경성 두통이라는 진단을

내린다. 그러나 원인이 없는 병은 없다. 두통, 어지럼증, 불면, 이명, 여드름, 생리통, 변비, 비만, 부종 등 모든 증상들에는 원인이 존재한다.

"원장님, 김미향 님이 오셨는데 어지럼증이 심하다고 하세요. 지금 한 번 봐주세요."

다급한 직원의 말에 치료 중인 환자에게 양해를 구하고 대기실로 뛰어갔다. 40대 초반의 미향 씨는 3일 전에 내원한 분으로 그때도 어지러움을 호소했었다. 그녀는 얼굴이 이미 벌겋게 달아올라 있었고 주위가 빙글빙글 도는 것 같다며 의자에 앉아 눈을 감고 있었다. 급히 치료를 하고 어지러움을 가라앉혔다.

"원장님, 제가 이렇게 어지러운지는 한참 됐어요. 병원에 가서 검사해 보는 게 좋겠지요?"

"네, 대학 병원에 가서 검사해 보세요. 그런데 아무 이상이 없다고 나올 거예요."

"제가 이렇게 힘든데 그럴 수도 있나요?"

그녀는 나의 말을 의아해하면서 들었다. 대부분의 사람들은 이처럼 어지러움 증상이 심하면 무슨 문제가 있기 때문에 아픈 것이라고 생각한다. 물론 그녀의 증상은 심각했다. 길을 가다가 어지러워서 정신을 잃기도 했고, 집에서 안마기를 사용하던 중 갑자기 주위가 빙글빙글 도는 것 같아 거실에 누워 그대로 잠든 적도 있었다. 그녀는 언제 어느 곳에서 어지러움이 발생할지 몰라 항상 두려움에 떨었다. 며칠 후 그녀는 대학 병원에서 검사를 마치고 상기된 얼굴로 다시 한의원을 찾았다.

"대학 병원에서 MRI도 찍고, 혈액검사도 했어요. 원장님 말씀대로 아무 이상이 없다고 나왔는데 저는 왜 이렇게 어지럽죠?"

평소 나에게 환자들이 "건강검진을 해 볼까요?"라고 물으면 나는 "해 보세요"라고 말한다. 건강검진에서 이상이 발견되면 그제라도 상황의 심각성을 깨닫고 독소를 제거해서 건강을 회복할 계기를 마련할 수 있기 때문이다. 또한 환자와 상담을 하고 난 후에는 진맥을 통해 "소화 능력이 떨어져 있고, 배변도 원활하지 않은 상태예요. 아랫배도 많이 차고, 간 기능도 저하되어 있어서 피로도 빨리 느끼시네요."라고 몸이 호소하는 증상들을 이해하기 쉽게 말해준다. 하지만 내 경험상 환자가 남자이고, 체격이 좋고, 젊고, 자신이 건강하다고 생각할수록 진단 결과를 한 귀로 흘려듣고 만다. 때로는 자신은 아무 증상을 못 느끼고 있고 생활에 이상도 없는데 괜히 건강한 사람을 환자 취급한다며 기분 나빠하는 사람도 있다.

특별히 아프지 않고 증상이 나타나지 않았다고 해서 과연 건강에 이상이 없는 것일까? 인체는 우리가 생각하는 것보다 훨씬 신비롭고 튼튼하다. 자동차는 5,000~7,000km를 주행할 때마다 엔진오일을 교체해 주어야 하지만 심장은 그 기능을 마칠 때까지 오일을 갈아주거나 부품을 교체하지 않아도 된다. 또 정수기는 3~6개월에 한 번씩 필터를 교체해 주어야 하지만 노폐물을 걸러주는 사람의 신장은 죽을 때까지 필터를 교체할 필요가 없다. 이렇게 튼튼한 장기들이지만 평소 생활습관과 식습관, 노동과 스트레스의 강도, 환경과 기후에 따라 그 건강한 정도가 달라진다. 물론 생활습관이나 식습관이 안 좋고, 노동과 스트레스 강도가 높다고 해서 바로 독소가 쌓여 병이 되는 것은 아니다. 처음에는 독소 변환과 배출, 신체 기능을 회복하기 위해 몸속에서 스스로 정화 능력을 최대한으로 끌어올린다.

병이 진행되는 첫 단계는 바로 '신체 기능이 저하'되는 것으로부터 시작한다. 소화와 흡수 능력의 저하, 간의 해독능력 저하, 신장의 여과 기능 저하, 심장의 출력 기능 저하, 폐의 호흡 기능 저하 등 장기들의 기능이 떨어지기 시작한다. 이러한 기능 지하 단계에서는 MRI, CT, 혈액검사, 내시경 등의 검사에서 아무런 결과가 나타나지 않는 경우가 많다. 식사 후 자꾸 졸리고 신물이 넘어오고 소화가 안 되어 힘들지만 위내시경을 하면 위가 깨끗하다는 진단을 받는 경우가 많다. 직장이나 가정에서 점점 피로감이 심해져서 혈액검사나 간초음파 검사를 해도 결과가 정상으로 나온다. 소변을 보는 게 힘들어지거나 조금만 빨리 걸어도 숨이 차고 힘든데도 불구하고 검진을 하면 모두 정상이라는 판정을 받는다. 그런데 대부분의 사람들이 '이상 없음, 정상'이라는 검사 결과에 안심하고 넘어간다. 신체 기능이 떨어지고 독소가 쌓여 몸에서 이상 신호를 보내고 있는데도 말이다.

기능 저하 단계를 대수롭지 않게 여겨서는 절대 안 된다. 기능 저하가 오래 지속되면 세포는 자체 복구 능력을 잃게 된다. 결과적으로 독소가 쌓이고 병으로 진행되는 것이다. 예를 들어 인체에서는 하루에 5,000여 개의 암세포가 발생하지만 정상적인 면역 기능에서는 면역 세포들이 암세포를 모두 제거한다. 그러나 면역 기능이 저하되기 시작하면 암세포를 모두 제거하지 못하는 상황이 발생한다. 살아남은 암세포들은 5~10년에 걸쳐 10억 개가 모여 지름 1cm의 종양을 만들어낸다. 시간이 흐른 후 미처 제거되지 못한 암세포들이 쌓여서 육안으로 확인 가능한 암 덩어리로 나타나는 것이다.

기능 저하 단계에서 건강을 회복하기 위해서는 '인체가 보내는 신호'에 주목해야 한다. 답답함, 불편감, 어지러움, 통증 등이 비록 경미하더라도 소홀히 넘어가서는 안 된다. 이러한 느낌들은 인체 어딘가에서 장기 기능의 저하로 독소가 쌓였으므로 이를 해결해 달라고 몸이 보내는 구조 신호이다. 초기에 증상이 경미하다고 해서 대수롭지 않게 여기고 넘어가면 시간이 지난 뒤에는 기능 저하가 극대화되어 회복하기가 힘들고 독소가 몸을 공격하는 수준에 이른다.

치병구본(治病求本)이라는 말이 있다. 질병을 치료하기 위해서는 반드시 그 근본 원인을 찾아야 한다는 의미이다. 한의학에서는 두통, 어지럼증, 이명 등 겉으로 드러난 증상들은 모두 오장육부와 관련이 있다. 일반인들은 오장육부의 신체 기능이 어디에서 얼마나 저하되어 있는지는 알아내기 쉽지 않기 때문에 꼭 전문가와 상의해야 한다. 여기서 중요한 점은 비록 기능이 저하된 장부를 잘 몰라도 가슴의 답답한 정도, 통증의 세기 등이 이전보다 증가했다면 이는 장부들의 기능 저하가 더욱 심해졌음을 의미한다.

모든 병에는 원인이 존재한다. 원인 없는 병은 하나도 없다. 그 첫 시작은 인체 장부의 기능 저하로부터 시작된다. 만성적인 장기의 기능 저하는 인체 자정 능력과 회복 수준을 감소시켜 독소가 몸에 쌓이는 결과를 낳는다. 결국 눈에 드러나는 병으로 발전하는 것이다. 그러므로 이제부터는 몸이 보내는 조그만 신호에도 주의를 기울여야 한다. 신호의 강도와 세기, 빈도가 증가한다면 반드시 독소의 변환과 배출, 신체 기능을 회복하는 데 중점을 두어야 건강을 지킬 수 있다.

살 대신 독소를 빼야 건강해진다

여러분의 차를 운전해 줄 사람을 고용하고,
돈을 벌어줄 사람을 고용할 수는 있지만,
여러분 대신 아파 줄 사람을 구할 수는 없습니다.

스티브 잡스

"미국은 지금 비만과의 전쟁."

"5명 중 1명 뚱보 다이어트 심층 연구……, 식이요법 적극 개발."

위 제목은 1995년 7월 22일 자에 실린 어느 신문 기사의 제목이다. 미국은 이미 이때부터 비만과의 전쟁을 선포하며 국민들의 건강을 위해 식습관 개선을 위해 노력하기 시작했다. 그로부터 22년이 지난 지금 우리나라도 서구화된 식습관으로 인해 비만과의 전쟁을 벌이고 있다. 대한비만학회의 조사에 의하면 한국인의 비만율은 2009년부터 2015년까지 29.7%에서 32.4%로 증가했고 특히 남성의 비만율은 2015년에 40%를 넘어섰다.

비만은 체지방이 몸속에 과도하게 축적된 상태로써 소비하는 열량보다 흡수하는 열량이 더 많기 때문에 발생한다. 비만을 측정하는 방법으로는 두 가지가 있다.

첫째, 체질량지수(BMI)이다. 체질량지수란 체중(kg)을 키(m)의 제곱으로 나눈 수치로써 20미만이면 저체중, 20~24이면 정상체중, 25~30이면 과체중, 30을 초과하면 비만에 속한다. 예를 들어 키가 165cm인 여성이 68kg의 체중이 나간다면 체질량지수는 25로써 과체중에 속한다.

둘째, 허리와 엉덩이 둘레의 비율을 비교하는 방법이다. 마른 사람 중에서도 복부비만 혹은 내장비만이 있는 경우가 많다. 스몰 사이즈를 입는 여성 중에도 유독 복부에 살이 찌거나 엉덩이와 허벅지가 굵어서 바지 사이즈를 늘려 입는 경우가 있다. 단순히 겉으로 보기에 말랐어도 복부지방과 내장지방이 많은 경우이다. 계산식은 단순하다. 허리둘레를 엉덩이둘레로 나누어서 남자는 0.9, 여자는 0.8를 넘으면 복부비만으로 정의한다. 예를 들어 여성의 허리둘레가 27inch, 엉덩이둘레가 29inch 경우 복부 비만도는 0.93으로 기준치 0.8을 넘어서 복부비만에 해당한다.

얼마 전 방송 텔레비전 프로그램에서 한 연예인이 10인분이 넘는 크고 두꺼운 생고기를 밑간만 한 채 불판에 굽기 시작했다. 그런 뒤 고기가 익자 다시 고기를 삼등분을 한 뒤 목장갑과 비닐장갑을 손에 끼고 고기를 썰지도 않은 채 통째로 붙잡고 먹기 시작했다. 고기를 뜯는 기분과 움켜쥔 느낌을 최대한 느끼면서 육즙이 마르지 않게 하기 위함이었는데, 여기서 끝이 아니라 초대형 냉면까지 디저트로 먹고 나서야 식사가 끝났다. 이 모습을 본 동료 연예인은 살을 뺄 생각이 있느냐고 물었지만 그는 억울하다는 듯이 대답했다.

"제가 살 빼다가 이렇게 된 거예요. 85kg에서 75kg까지 뺐다가 다시 90kg이 되고, 100kg에서 90kg까지 뺐다가 110kg이 됐어요. 다이어트만 안 했으면 이렇게 안 됐을 거예요. 요요가 다시 왔어요. 다이어트 하는 사람이 있다면 아마 한 달 후에 빠지고 석 달 후에 더 찔 거예요."

누구나 한 번쯤 자신의 몸매를 쳐다보며 살을 빼려고 시도해 본 적이 있을 것이다. 비만일수록 체중감량은 더욱 어렵고 힘든 법이다. 그 이유는 무엇일까? 바로 '독소' 때문이다. 지방을 섭취하면 체내 대사작용을 거쳐 지방은 에너지원으로 전환되고 유입된 독소도 함께 처리된다. 그러나 인체가 처리할 수 있는 범위를 넘어선 다량의 지방이 들어오면 모두 분해되지 못하고 체내에 축적된다. 이때 분해되지 못한 독소 역시 인체에 그대로 쌓이게 되는데 독소들은 지방세포들 사이사이에 끼어서 지방이 분해되는 것을 가로막는다. 독소 때문에 지방 분해가 방해를 받으므로 인체는 점점 살이 찌지만 쉽게 빠지기는 어려운 상태가 된다. 즉 비만일수록 지방세포들 사이에 많은 독소들이 끼어 있어 지방 분해가 더욱 힘들어지고 살이 빠지기 어려운 악순환이 반복되는 것이다.

비만은 성인병에 걸릴 위험을 높인다. 비만한 사람은 혈액 속에 지방 성분 물질이 증가하는 고지혈증이나 고혈압, 당뇨, 지방간에 걸리기 쉽다. 척추나 무릎 등 체중을 많이 받는 곳에는 체중 과부하가 걸려서 관절염으로 고생하기도 한다. 더욱 심각한 것은 비만이 심혈관계에 미치는 영향이다. 체중이 증가해 지방이 많아지면 지방세포를 부양하기 위해 조직이나 말초에 이전보다 더욱 많은 혈액을 보내 주어야 한다. 이를 위해 심장은 한 번에 내보내는 혈액량을 증가시키거나 박동수를 늘린다. 이 과정이 장기간 반복되면 심장에 무리가 오고 혈압이 높아지게 되고 더 나아가 심장은 결국 일시정지에 이르는 응급 상황에 이르기도 한다.

대부분의 사람들은 살을 빼야 건강하다고 생각한다. 그래서 무작정 굶기, 한 가지 음식만 먹는 원푸드 다이어트, 탄수화물은 먹지 않고 오로지 고기만 먹는 황제 다이어트, 삶은 계란과

자몽, 블랙커피만 마시는 덴마크 다이어트 등 갖가지 다이어트 방법을 실행하며 체중 감량에 온 힘을 쏟는다. 하지만 정작 중요한 '독소 관리'에는 관심을 두지 않는다. 독소를 제대로 관리하지 못하면 살이 잘 빠지지 않을 뿐만 아니라 체중 감량에 성공했다 하더라도 곧 요요현상이 온다. 반대로 독소를 잘 관리하면 체중 감량 성공과 건강 획득이라는 두 마리 토끼를 한 번에 잡을 수 있다. 비만한 사람들은 독소가 쌓이는 유형에 따라 식욕왕성형, 식욕저하형, 부종형, 스트레스형, 신진대사 저하형, 혈액순환 장애형으로 분류할 수 있다.

첫째, '식욕왕성형'은 식욕이 좋아서 습관적으로 폭식과 과식을 한다. 하지만 생각만큼 소화는 잘 되지 않아 먹는 대로 살이 찌는 유형이다.

둘째, '식욕저하형'은 팔다리가 무겁고 기력이 자꾸만 떨어지면서 식욕이 저하된다. 속이 더부룩하고 잦은 설사를 하며 배에 가스가 차는 증상을 호소한다. 비만인 중에서 이런 사람들은 예전에는 잘 먹었는데 요즘엔 도무지 입맛이 없다고 말한다.

셋째, '부종형'은 몸이 물 먹은 솜처럼 무겁고 어지러움을 느끼며 속이 미식거리는 구역감을 느낀다. 이들은 물만 먹어도 살이 찐다고 호소한다.

넷째, '스트레스형'은 작은 일에도 쉽게 짜증이 나고 가슴이 답답해진다. 스트레스를 받으면 조금만 먹어도 체하거나 소화가 안 되는데도 먹는 것으로 스트레스를 풀기도 한다.

다섯째, '신진대사 저하형'은 조금만 추워도 몸을 떨고, 아랫배와 손발이 모두 차가우며 인체 대사가 원활하지 않다. 살이 쪘으므로 지방층이 두꺼워 추위를 덜 탄다고 생각하기 쉬우나 이들은 지방 대사 능력이 저하되어 있으므로 살이 쉽게 찌고 추위를 많이 느낀다.

여섯째, '혈액순환 장애형'은 가끔씩 찌르는 듯한 통증을 느끼고 통증을 느끼는 부위가 고정되어 있으며 밤에 통증이 심해진다.

개인마다 체중이 증가한 원인은 모두 다르다. 하나의 유형에 해당할 수도 있고, 두 가지 이상의 원인이 복합적으로 작용해 살이 쪘을 수도 있다. 분명한 것은 독소가 축적된 이유를 파악하기도 전에 무조건 몸무게 숫자만을 줄이려고 하는 것은 건강을 악화시키는 지름길이다. 독소의 변환과 배출, 장부의 기능 저하를 고려하지 않으면 살을 뺄 수는 있어도 금세 다시 찔 수밖에 없다.

체중 감량 후 정상 성인이 섭취해야 할 칼로리만큼 늘려서 섭취한다면 체중은 더욱 금방 증가하는데 독소가 쌓이는 6가지 유형에 대한 파악과 소화 기능 저하에 대한 문제를 해결하는 해결책은 어디에도 없기 때문이다. 이제부터라도 건강을 원한다면 살 대신 독소를 빼야 한다. 낮은 칼로리 섭취와 다이어트 제품을 복용하면 한두 번의 체중 감량에는 성공할 수 있지만 우리 몸은 이 방법에도 적응하게 마련이다. 그래서 결국에는 체중 감량에 실패하고 독소는 더 쌓이게 된다. 그러므로 더욱 건강해지기를 원한다면 지금부터는 '체중 감량' 대신 '독소 감량'에 주목해 보자.

입이 즐거울수록
독소는 쌓인다

향기롭고 맛깔스러운 산해진미는 우리를 행복하게 만들어줄지 모르겠지만,
건강에는 아주 해롭다.
한비자

"사람은 먹기 위해 사는 것이 아니라 살기 위해 먹는 것이다."

소크라테스는 살기 위한 수단으로써 인간이 먹는다고 말했
다. 하지만 현실은 먹기 위해 사는 것처럼 느껴질 때가 많다. 1
인당 국민 소득이 늘고, 경제적인 여유가 생기면서 사람들은 냉
장고에 빈 곳이 없을 만큼 갖가지 식품들로 채워 넣고, 집밥이
귀찮아지면 가족과 함께 외식을 한다. 맛집이라고 소문난 곳은
꼭 가서 먹어 봐야 직성이 풀리고, 돈을 지불하고 먹는 만큼 남
기면 안 된다는 생각으로 배가 부르도록 먹는다. 특히 직장인들
은 점심 식사를 마치자마자 커피숍으로 직행해 케이크에 커피
를 마시며 위가 쉴 틈을 주지 않는다. 점심시간이 끝나고 업무

에 복귀했을 때는 이미 몸은 나른해져 있고 졸음은 쏟아지기 시작한다. 쏟아지는 잠을 이길 방법은 없기 때문에 책상에 엎드려 위장을 억누른 채 잠을 청한다.

대부분의 사람들은 건강을 유지하기 위해 시간을 쪼개어 운동을 하지만 정작 '먹는 것'에 있어서는 관대하리만큼 절제하지 못할 때가 많다. 입에서 먹고 싶은 대로 먹으며 자신이 먹는 것은 언제나 옳다고 합리화하며 마구 먹는다. 그러나 그렇게 입에서 원하는 대로 모두 들어주다가는 어느새 자신의 건강에 적신호가 켜져 있는 것을 발견하게 된다.

"비가 올 때면 당이 당겨요. 초콜릿이 단단히 뭉쳐진 케이크 한 조각과 아이스 바닐라 라떼를 같이 먹으면 좋아요. 같이 먹으면 약간은 건강하게 단맛이 나는 것 같고, 풍미가 느껴져요. 그래도 당이 당긴다면 생크림과 캐러멜 시럽이 들어간 허니브레드로 입천장을 감싸주며 당을 충전합니다."

텔레비전 프로그램에서 진행자가 한 말이었다. 나도 부드러운 케이크에 달달한 커피, 거기에 이름만 들어도 살살 녹을 것만 같은 허니브레드를 상상하니 생각만으로도 벌써 입안이 달콤해지는 것 같았다. 늦은 저녁시간이었음에도 불구하고 순간 갑자기 먹고 싶은 욕구가 들었고 마치 무엇에 홀린 것처럼 카페로 달려가 달달한 커피와 조각 케이크를 사 들고 집에 들어와

단숨에 먹어 버렸다. 그러나 그 기쁨은 오래 가지 않았다. 다음 날 아침이 되자 속이 더부룩하고 답답했고 기분은 짜증스럽기까지 했다. 부어 있는 얼굴을 보자 그제야 후회가 밀려왔다. 도대체 내가 왜 그랬을까. 밤늦게 설탕이 듬뿍 들어간 케이크와 커피를 함께 먹으면 몸 안에 독소가 쌓이고 내장지방이 증가하리라는 사실을 모르는 것도 아니면서 그저 입이 원하는 것에 마음을 빼앗긴 것이다.

달콤한 설탕의 유혹에서 빠져나오기란 쉽지 않다. 탄산음료, 커피, 케이크, 빵, 과자 등 설탕을 함유한 식품들이 주위를 둘러싸고 있기 때문이다. 세계보건기구(WHO)에서 발표한 1일 설탕 권장 섭취량은 25g이다. 한국인의 1인 설탕 섭취량은 이보다 훨씬 높아서 식품의약품안전처의 조사에 의하면 71.2g에 달했다. 권장량보다 2.5배나 높은 수준인 것이다. 설탕은 몸속에서 포도당과 과당으로 분해된다. 과당은 지방으로의 전환율이 포도당에 비해 4배나 높다. 즉 설탕을 많이 먹을수록 지방으로의 전환율이 높은 과당도 많아지므로 쉽게 살이 찌고 내장지방도 증가하는 것이다.

설탕, 케이크, 탄산음료 등이 우리 몸에 미치는 영향은 몸무게와 내장지방 증가뿐만이 아니다. 미국의 건강전문지 〈헬스〉는 설탕을 과잉 섭취할 때 우리 몸에 미치는 악영향을 8가지로 정리했다. 증상은 "두뇌 활동 방해, 과식, 피부노화 촉진, 지방으로 저장, 세포의 활성산소 생성을 촉진, 단맛 중독을 유발, 스트레스 상승, 혈당이 갑자기 올랐다가 다시 내림" 등이 나타났다.

"오늘은 금요일인데 퇴근하면 뭐 할 거예요?"

퇴근을 앞두고 화장을 고치며 곱게 단장하는 직원에게 물었다.

"저는 오늘 친구들과 닭발 먹으러 가려고요. 집 근처에 매운맛으로 유명한 닭발집이 있거든요. 한 개만 먹어도 혀와 목구멍에서 불이 나는 것 같아요. 그래도 그렇게 먹어야 속이 확 풀리는 것 같아요. 오늘은 소주와 매운 닭발로 불타는 금요일을 화끈하게 보내야죠."

"위염이 있어서 매운 닭발에 소주까지 먹으면 내일 속이 더쓰릴 거예요. 괜찮겠어요?"

"원장님, 괜찮아요. 내일 봬요."

직원은 들뜬 마음에 콧노래까지 부르며 퇴근했지만 그녀의 건강을 알고 있는 나로서는 걱정이 앞섰다. 하지만 본인이 먹고 싶어서 친구들과 잡은 약속을 취소하게 할 수도 없는 노릇이었다. 그러나 다음 날 나의 우려는 바로 현실로 나타났다. 출근한 직원은 아침부터 배를 움켜잡고 화장실을 수차례 들락날락거리며 설사를 하기 시작했다. 강한 자극의 매운맛이 위를 자극해 전부터 있던 위염이 더욱 심해져 위가 쓰리다며 통증을 호소하기도 했다. 직원은 속 쓰림과 설사가 계속되자 눈이 풀리고 기진맥진했다. 그녀에게 "어제 저녁의 행동을 후회해요?"라고 묻자 그녀는 "후회는 하지만 매운맛에 중독돼서 끊을 수는 없어요."라고 대답했다.

경기가 불황일수록 스트레스를 해소하기 위해 자극적이고 매운맛을 찾는 사람들이 늘어난다고 한다. 불황일수록 매운맛라면, 매운맛 통닭, 매운맛 떡볶이, 매운맛 닭발 등이 불티나게 팔리는데 사람들은 매운맛이 강할수록 혀와 목구멍을 자극해 입안에 불길이 치솟는 것처럼 눈물이 쏙 빠져야 스트레스가 풀린다고 생각한다. 그런데 이런 행동으로 스트레스가 잠시 풀릴 수는 있지만 몸은 점점 병들어 갈 뿐이라는 것을 잊어서는 안 된다. 건강을 해치는 것은 매운 것에만 해당하는 것은 아닐 것이다. 달고, 짜고, 시고, 쓴맛 모두가 지나치면 건강을 해치게 된다. 《동의보감》의 잡병편에 보면 다섯 가지 맛을 지나치게 섭취할 때 나타날 수 있는 해악을 이렇게 표현했다.

"짠 것을 많이 먹으면 혈액이 잘 통하지 못하고 살색이 변하고, 쓴 음식을 많이 먹으면 피부가 거칠어지고 털이 빠지며, 매운 것을 많이 먹으면 근육이 당기고 손톱이 마르며, 신 것을 많이 먹으면 살이 두꺼워지고 주름이 잡히며 입술이 말려 올라가고, 단것을 많이 먹으면 뼈가 쑤시며 머리카락이 빠진다."

위 다섯 가지 맛을 적절히 섭취하면 건강을 자양하는 데 쓰인다. 하지만 한 가지 맛에 심취해 과잉 섭취하면 문제가 발생한다. 실제로 매운맛에 심취해 있던 직원의 손톱은 말라서 얇아져 있었고 다리에 쥐가 나거나 가끔씩 복부 경련이 일어나기도 했다. 또한 소금을 과량 섭취하면 혈액 내에 나트륨 농도가 높아지면서 수분을 끌어들여 혈액의 부피가 증가하고 혈관의 압력이 높아진다. 이런 습관은 고혈압과 동맥경화의 원인이 된다.

현대인들은 단맛, 짠맛, 매운맛, 신맛 등 그야말로 한 가지 맛에 심취해 살아간다. 그러나 우리의 몸은 한 가지 맛만을 원하지 않는다. 맵고, 짜고, 시고, 달고, 쓴 다섯 가지 맛을 적절한 양만큼 골고루 원한다. 다섯 가지 맛은 제 역할을 갖고 있고 인체에 들어가서 각기 다른 기능을 수행하기 때문이다.

자극적인 맛을 원할수록 위염이나 소화불량, 속쓰림에 시달린다. 그런데 매운맛을 좋아하는 사람들 중 위염이 있음에도 불구하고 우유까지 마시면서 계속 매운맛을 찾는 사람들이 있다. 강렬한 자극이 주는 '한 방'을 즐기기 위해 몸속에 독소가 쌓이는 줄도 모른 채 습관적으로 몸을 망치는 것이다. 결국 위염이 심해져 속 쓰림과 매스꺼움이 동반되어 고통스러워하게 된다.

입이 즐거울수록 독소는 쌓인다. 습관적으로 커피에 생크림과 시럽을 듬뿍 넣어 마시고, 청양고추로 뒤범벅이 된 라면과 닭발을 먹으며, 곰탕에 4~5 스푼 이상의 소금을 넣어야 직성이 풀리는 사람들은 자신의 몸속에 과량의 독소를 쌓고 있다는 것을 알아야 한다. 입이 원하는 것을 모두 들어줄수록 독소의 바다에서 쉽게 빠져나오지 못하게 된다는 것을 기억하자.

차가운 장은
건강을 악화시킨다

우리가 할 수 있는 가장 기막힌 경험 중 하나는
아픈 뒤 건강해졌음을 느끼면서 잠에서 깨는 것이다.

랍비 해롤드 쿠쉬너

모임에서 대화를 나누던 도중 자주 자리에서 일어나는 여성
이 있었다.

"어디 불편한 곳이 있어요?"

나는 직업적인 호기심이 발동해 그녀에게 물었다.

"제가 몇 년 전부터 갑자기 대변에 이상이 생겼어요. 조금만
스트레스를 받아도 하루에 3~4번 정도 화장실에 가야 해요. 직
장에서 한 사람이 퇴사한 후로 업무량이 늘어나서 저도 모르게
스트레스를 받는 것 같아요. 그러다 보니 배가 아프면 대변을
참지 못하고 자꾸만 화장실에 가고 싶어요. 병원에 갔더니 과민
성장증후군이래요."

미국이나 유럽에서는 전체 인구의 약 20%가 과민성장증후군을 가지고 있다. 건강보험심사평가원의 자료에 의하면 우리나라에서는 해마다 150만 명 이상이 이 질환으로 진료를 받은 것으로 나타났다. 과민성장증후군은 복통이나 복부 불쾌감이 배변에 의해 완화되거나, 배변 횟수의 변화, 대변 모양의 변화와 연관되어 나타난다. 이 중 2개 혹은 3개의 특징을 지니며, 이러한 증상이 1년 내에 적어도 3개월 이상 지속적이거나 반복적으로 나타나면 의심할 필요가 있다.

과민성장증후군을 앓고 있는 사람들은 배가 아프기 시작하면서 대변을 보는 횟수가 늘어나고, 대변은 점점 묽어지며, 대변을 보고 난 후에는 복통이 완화되는 특징을 보인다. 한눈에 봐도 복부가 팽창되어 있고, 대변에 점액이 섞여 나오기도 하며, 배변 후에는 잔변감이 남아 있다. 이들은 심리적으로 불안하거나 우울감을 느끼고 있는데 모임에서 만난 그녀 역시 자주 화장실에 가다 보니 언제 다시 화장실을 가야 할지 모른다는 초조함과 불안감에 빠져 있었다. 장이 안 좋거나 배변 활동이 원활하지 않은 사람들은 장이 차가운 경우가 많다. 물론 다른 원인들도 있지만 많은 경우가 장이 차가워서 발생한다. 장이 차갑다는 것은 어떻게 알 수 있을까?

첫째, 위장이 차다는 것은 위장에 통증이 은은하게 있고, 맑은 침이 자꾸 나오면서 혀에 백태가 있는 것으로 알 수 있다. 위장이 차가운 사람들은 따뜻한 물과 음식, 뜨거운 국물을 즐겨 먹는다. 열기를 만나면 위장 운동이 활발해지고 위의 통증이 감소하기 때문이다. 반면 냉기를 만나면 위장의 통증이 증가하거나 체하는 증상이 나타난다.

둘째, 대장이 차갑다는 것은 자주 아랫배가 아프고, 배에서 꾸르륵하는 소리가 나며, 복통이 있을 때에는 배를 따뜻하게 해주면 좋아진다. 또한 대변의 색깔이 옅고, 대변의 굵기가 가늘거나 풀어지는 증상이 있다. 대변을 보는 횟수가 많은 것도 장이 차가운 것에 속하지만 반대로 긴 시간 동안 대변을 보지 못할 때도 장이 차가운 경우가 많다. 장이 차가우면 날씨에도 민감한 반응을 보이는데 차가운 장이 외부의 한기를 만나면 그 기운을 뚫고 나갈 힘이 부족해지므로 대변을 보는 힘도 부족해진다.

여름에는 차가운 음료와 아이스크림을 먹는 일이 잦아진다. 그만큼 장도 함께 차가워진다. 이때 변비가 있는 사람들은 화장실에 가는 일이 더 고통스러워지게 마련이다. 장이 차가운 사람들은 더운 여름철에 설사를 계속해서 장염 진단을 받기도 한다. 문제는 변비든 장염이든 차가운 장에서 시작된 문제들이 내 몸을 공격한다는 것이다.

"원장님, 저는 대변을 보는 일이 세상에서 가장 힘들고 스트레스 받는 일이에요. 한 번에 보는 양이 너무 적고, 2~3일에 한 번 화장실에 가는데 그 다음에는 대변을 못 봐요. 어떤 날은 온 종일 3~4번 정도 화장실을 가기도 하고요. 밥은 반 공기밖에 안 먹는데 하루 종일 굶고 있어도 배가 고프지 않아요. 어떡해야 할까요?"

20대 후반의 이지은 씨는 어릴 때부터 배변 활동이 원활하지 않았다. 대변을 보고 난 후에는 하늘을 날아오르는 것처럼 기분이 상쾌했지만 대변을 보지 못하면 컨디션이 나빠졌다. 어떤 때는 두통이 발생했고, 몸 밖으로 배출이 되지 않으면 소화는 더욱 힘들어지고 짜증만 늘었다. 밥을 먹어도 소화가 잘 되지 않았기 때문에 빵, 피자, 통닭 등 고열량 음식을 섭취하기 시작했다. 그러던 중 최근 3~4년 동안 몸무게가 14kg이 늘었고 지금은 날씬하고 가벼운 사람만 봐도 부럽다고 했다.

많은 사람들이 장이 안 좋으면 유산균을 먹으면 된다고 생각한다. 장에는 100여 종의 세균이 100억 개 이상 살고 있다. 세균 중에는 비피더스균과 같이 좋은 균도 있고 웰시균과 같이 나쁜 균들도 함께 살면서 장내 세균총을 이루고 있다. 유산균이 위장의 강한 산성 소화액을 뚫고 소장, 대장까지 살아남는 것은 어렵다. 그래서 좋은 균의 먹이가 되는 프로바이오틱스를 먹으라고 하는 것이다. 그렇다면 과연 프로바이오틱스 하나만 먹으면 차가운 장을 따뜻하게 만들 수 있는 것일까? 결론은 아니다. 이지은 씨도 유산균 제품이나 프로바이오틱스 제품들을 복용했다. 복용 후 배변이 좋아지기도 했지만 며칠 되지 않아 다시 배변 활동이 원활해지지 않았다.

왜 이런 증상을 겪게 되는 것일까? 바로 잘못된 식습관 때문이다. 식사는 배가 고프지 않더라도 소량씩 규칙적으로 먹어야 하고 때마다 섬유질이 풍부한 음식을 섭취해야 한다. 섭취와 굶기를 반복하면 신체는 본능적으로 에너지 공급이 언제 다시 중단될지 모른다는 위기감을 느낀다. 그래서 조금만 먹어도 잉여에너지로 전환해 몸속에 저장해 놓는다. 또한 섬유소는 장내 체류 시간이 길고, 대변의 부피를 증가시켜 주며, 암 유발 물질들의 독소를 흡수하는 역할을 한다. 그러나 그녀는 배가 고프지 않다는 이유로 식사를 거르기 일쑤였고, 섬유소보다는 고열량의 기름기가 많은 음식들을 섭취함으로써 장내 환경을 악화시켰다. 여기서 한 가지 더 큰 문제는 변비약을 상시 복용하고 있었다는 점이다.

약국에서 쉽게 구할 수 있는 변비약은 대장 내의 수분을 늘리거나, 대변의 양을 증가시키거나, 대장 점막을 자극하는 세 종류로 구분된다. 이 중 대장 점막을 자극하는 변비약에 알로에 등이 사용되는데 알로에는 한방에서 차가운 성질의 약재이므로 차가운 장을 더욱 차갑게 만든다. 또한 변비약을 장기간 복용하면 장의 운동성이 떨어져 장이 무기력해지고, 약에 내성이 생겨서 변비약을 먹어도 잘 듣지 않는 경우가 발생한다. 그러므로 대변이 원활하지 않다고 해서 변비약을 장기간에 걸쳐 복용하거나 과용하는 일은 삼가는 것이 좋다.

넓은 범주에서 장이란 입부터 항문까지를 의미한다. 이는 크게 위장, 소장, 대장으로 구분된다. 음식물을 삼켜서 소화하고 배설하는 모든 과정이 장에서 이루어지는 것이다. 장이 차갑다는 것은 곧 위장, 소장, 대장 중 한 부위 이상이 차갑다는 말과도 같다. 차가운 곳에서는 혈액순환이 느려지고 노폐물이 쌓이기 쉽다. 겨울철 시냇가는 차가운 냉기로 인해 수면에는 얼음이 얼지만 수면 아래는 물의 순환이 느려지면서 노폐물들이 밑에 가라앉는 점을 떠올리면 쉽게 이해할 수 있을 것이다.

우리 몸의 장도 마찬가지로 장이 차가우면 혈액순환이 느려지면서 소화와 흡수, 배설되는 속도가 현저히 느려진다. 만일 기온이 더 떨어져서 소화, 흡수, 배설 기능이 멈춰 버리거나 몸이 노폐물을 담을 수 없는 한계에 이르면 설사를 통해 몸 밖으로 강제로 내보내기도 한다. 장이 차가우면 노폐물이나 독소가 쌓일 수밖에 없다. 그래서 차가운 장이 몸을 공격하기 전에 디톡스를 활용하는 지혜가 필요한 것이다.

잘못된 생활 습관이
몸속 독소를 쌓는다

내가 보니 여러분은 매일 다음 둘 중 하나를 하고 있군요.
건강을 바로 세우거나 스스로 병을 만들거나.

아델 데이비스

"성희야, 아직도 다 밥을 안 먹었어? 다 먹고 운동장으로 나
와. 날씨가 너무 좋아서 밖에서 같이 놀자."

"응, 알았어. 다 먹고 나갈게."

학창시절 나의 점심 식사 시간은 항상 길었다. 한 시간의 점
심시간 중에서 밥 먹는 시간만 40분이 넘었다. 함께 밥을 먹는
친구들은 10~20분이면 식사를 끝냈다. 그러다 보니 점심시간에
는 항상 내가 늦게까지 교실에 남아 있게 되었다. 양치질을 마
치고 5~10분 정도 운동장에 나가 걷다 보면 어느새 점심시간은
끝나 있었다.

나는 어릴 때부터 누가 시킨 것도 아닌데 항상 오랫동안
밥을 먹었다. 따뜻한 밥 한 숟가락과 나물 반찬들을 먹으면

40~50번은 기본적으로 씹었고, 국을 먹을 때나 면을 먹을 때도 오래 씹어서 삼켰다. 이런 습관 덕분에 몸은 항상 가벼웠고 건강도 좋았다.

오래 전부터 한의학에서는 해부를 통해 위장의 길이와 수납 용량, 해부학적 위치를 기록해 설명하고 있다. 태창은 '큰 창고'라는 뜻으로 섭취된 음식물은 모두 위장으로 들어가서 초보적인 소화를 거치고 다음 소화를 위해 대기하는데 이때 음식물을 모두 '받아들이는' 위장의 기능을 창고에 비유해 표현한 것이다.

음식을 오래 씹는 습관은 위의 부담을 줄여준다. 우리 몸에서 위는 가장 먼저 음식물을 받아들이고 소화를 시키는 역할을 한다. 그래서 위장은 쉴 새 없이 운동을 해야 하고 그래서 스트레스도 가장 많이 받는다. 이런 이유로 평소 소화 기능이 좋지 않은 사람들은 음식을 먹을 때 오랫동안 씹는 것이 건강에 좋다. 콩을 맷돌에 갈면 으깨져서 부드러워지듯이 최대한 입속에서 곱게 갈아서 넘겨주어야 위장이 부담을 덜 받는 것이다. 하지만 현대인들이 바쁜 일정 속에서 음식물을 천천히 오랫동안 씹어 먹는 일은 쉽지 않다.

취업 포털 사이트 '인크루트'는 직장인들을 대상으로 '점심시간 중 실제 식사시간'에 대해 설문 조사를 실시한 일이 있다. 응답자의 43.1%가 10~20분이라고 대답했고, 10분 미만이라는 응답도 10.1%를 기록했다. 식사 시간이 짧은 이유로는 사무실에서 식당까지 나가는 데 시간이 걸리고 음식이 나오기까지도 대기해야 하며 또 밀린 업무를 점심시간까지 처리해야 하기 때문이었다.

아침 식사도 제대로 하지 못 한 채 허기진 상태에서 먹는 점심은 위장이 폭주하는 시간이다. 배가 고프기 때문에 식당에서 주는 수북한 한 그릇의 밥과 국, 각종 반찬의 맛을 느끼기도 전에 이미 삼키기도 한다. 바로 음식을 제대로 씹지 않고 위장으로 보내는 것은 건강을 해치는 나쁜 습관 중에 하나다. 위장에서 음식물이 미처 소화되지 못하면 이상 발효를 일으켜 가스를 만든다. 음식을 삼킬 때는 공기도 함께 삼키게 되는데 위장 내에 정체된 가스가 많으면 공기와 가스를 밖으로 배출해야 한다. 이때 나오는 것이 바로 트림이다. 지속적인 트림은 위에서 음식물이 정상적으로 발효가 안 되어 이상 가스가 발생되었다는 신호이자 독소가 쌓였다는 의미다. 그러므로 위장을 비롯한 신체 구석구석에 독소가 쌓이지 않도록 해야 한다.

또한 우리 몸에 독소를 일으키는 습관 중 하나는 먹고 난 뒤 바로 눕거나 금세 자는 행동이다. 간혹 배가 부른 상태로 잠이 들면 잠을 잘 자는 것 같다며 좋아하는 사람들이 있는데 정말 잘못된 생각이다. 얼마 전 친구로부터 한 통의 전화를 받았다.

"요즘 자꾸 졸리고 기운이 없어. 예전에는 야근해도 주말 동안 푹 자고 일어나면 피로가 풀렸는데 이제는 주말에 아무리 많이 자도 피곤이 풀리지 않아. 어떡하면 좋을까?"

나는 친구의 식습관에 대해 물었다.

"저녁은 몇 시에 먹고, 몇 시쯤 잠이 들어?"

"요즘은 회사 일이 많아서 야근하고 집에 늦게 들어와. 집에 도착하면 밤 10시쯤 되더라고. 씻고 저녁 먹으면 11시야. 잠은 밥 먹고 바로 자는 경우가 많지. 30분 정도라도 지난 다음에 자려고 해도 너무 피곤하니까 앉아 있는 새에 잠이 들더라고. 요즘엔 베개에 머리만 대도 꿈나라로 직행이야."

친구의 대답을 듣는 순간 친구의 직장생활이 눈앞에 그려지면서 동시에 그녀의 건강이 걱정되었다. 물론 적절한 노동과 휴식은 인체 내에 기혈이 잘 소통되게 함으로써 건강하게 만든다. 그러나 지나친 육체노동이나 정신노동은 기혈을 소모시키고 독소 생성을 증가시킨다. 중국의 의학서인 《황제내경 소문·거통론》에서는 '과로하면 숨이 차고 땀이 나오는데 이는 안팎의 기가 모두 빠져나간 것이다. 따라서 기가 소모된다고 하는 것이다.'라고 했다.

일에 파묻혀 건강을 돌아볼 겨를도 없는 사람들 중에 때때로 가슴이 답답해지면서 숨쉬기 힘들어 하는 경우가 있다. 다른 사람들은 적당하다고 느끼는 온도에서도 혼자만 덥다고 느끼며 에어컨을 틀거나 시원한 곳을 찾는다. 한정된 공간에 사람들이 많거나 혹은 공기가 조금만 탁하고 더워져도 이들은 답답함을 참지 못하고 밖으로 나가 버리는데 모두 과로로 기운이 소모된 사람들이다.

저녁 식사를 마치고 나면 적어도 2시간 후에 자는 것이 좋다. 그러나 정신적, 육체적으로 기운이 소모된 상황에서는 식후 적어도 3시간 이상 지나서 잠드는 것이 좋다. 잦은 야근, 과도한 노동 등으로 기운을 많이 소모하면 위장 기능도 떨어지게 된다. 이는 같은 양을 먹어도 소화되는 시간이 길어짐을 의미한다. 그러므로 몸이 피곤할 때는 식사와 잠자리에 드는 시간의 간격을 멀리 떼어 놓는 것이 좋다. 하지만 과로한 사람들일수록 기운이 없으므로 더 빨리 눕고 더 빨리 잠이 든다. 이때의 잠은 건강한 잠이 아닌 그야말로 피곤해서 곯아떨어지는 잠이다. 또한 피곤할수록 피로를 풀기 위해서는 잘 먹어야 한다며 저녁 식사를 푸짐하게 먹는 경우가 많다. 이는 과로로 기운이 없고 소화 능력이 저하된 상태에서 위장을 음식물로 채워 몸에 과부하를 일으키는 원인이 된다. 이러한 습관은 체내에 독소 발생을 유도한다.

터키의 연구가들은 밤늦게 음식물을 섭취하면 뇌졸중과 심장마비의 위험이 높아진다고 발표했다. 식후에는 소화 능력을 향상시키기 위해 위장으로 혈액이 몰리고 뇌로 가는 혈류량은 줄어든다. 밤에는 신진대사가 더욱 느려지는데 식후 포만감이 있는 채로 잠이 들면 뇌로 가는 혈류량은 더욱 줄어들게 된다. 결국 뇌에 산소와 영양분을 정상적으로 공급하지 못해 두뇌 활동이 저하가 되고 장기간 이런 행동을 반복하다 보면 몸에 독소가 쌓여 자신도 모르는 사이에 큰 병으로 이어지게 된다.

인간은 먹어야 살 수 있다. 그러나 단순히 먹는 것으로 건강을 지킬 수 없다. 바로 적당한 때에 적절한 양을 먹고 영양분을 소화, 흡수시켜야 그 에너지로 일도 하고 휴식도 취할 수 있다. 음식물을 소화시키는 1차 기관은 위장이다.

위장 기능이 저하되어 초보적인 소화도 되지 않는다면 그 다음에 연결된 소장과 대장 역시 과부하가 발생할 수밖에 없다. 결국 위장부터 소장, 대장에까지 독소 생성이 증가하는 것이다. 위장 기능이 바로 서지 않으면 신체에 독소는 증가할 수밖에 없음을 잊으면 안 된다. 위장 기능을 바로 세우는 방법은 간단하다. 적당한 양을 천천히 오래 씹어 삼키고 식사를 마친 뒤 적어도 2시간이 지난 후에 잠을 자는 것이다. 또한 피곤할수록 저녁은 간단히 먹고 적어도 3시간이 지난 후에 잠들어야 한다. 바로 이러한 규칙이 위장을 편안하게 하고 몸 안에 독소가 쌓이는 것을 예방하는 생활 습관인 것이다.

잘못된 건강 지식이
내 몸을 망친다

무엇이 유익이 되며, 무엇이 해가 되는지를 자각하는 것이
건강을 유지하는 최상의 물리학이다.
프랜시스 베이컨

"홍삼은 누구나 먹어도 몸에 좋은 거죠? 먹으면 체력이 좋아지더라고요."

"영지버섯이 면역력을 높여 준다는 얘기를 들었어요. 그래서 해외여행을 갔을 때 300만 원 어치를 구입했어요."

"제가 요즘 힘들어 하니까 시골에서 아버지가 흑염소를 보내주셨어요. 먹어도 괜찮지요?"

사연은 각기 다르지만 환자들이 내게 물어보는 의도는 같다. 어디선가 이 식품들이 좋다는 말을 듣긴 들었는데 자신이 먹어도 되는지 물어보는 것이다. 물론 이러한 질문을 하는 분들의 70~80%는 이미 먹고 있는 경우가 많다. 나는 반대로 그들에게

묻는다.

"홍삼을 먹고 힘이 났어요?"

"아니요. 힘이 나는지는 잘 모르겠어요. 홍삼이 좋다고 하니까 그냥 구매해서 먹고 있어요. 그런데 홍삼을 먹으면서부터 대변을 보는 것이 힘들어졌어요. 대변을 보려면 억지로 힘을 줘야하고 변비가 심해졌어요."

"대변이 힘들어졌는데 홍삼을 왜 드세요?"

"몸을 보호하려면 뭔가 먹어줘야 할 것 같아서요."

현대인들은 정보의 홍수 시대 속에 살고 있다. 건강 정보는 신중을 기하고 사실을 구분해야 하지만 각종 정보가 넘치다 보니 사람들은 더욱 갈피를 못 잡고 헤매고 있다.

텔레비전에서 당뇨에 좋다는 식품이 방송되면 그날부터 인터넷 판매 사이트에서는 해당 제품의 주문이 폭주하고, 다음 날부터는 오프라인 매장에서 가격이 뛰기 시작한다. 어떤 병에 어떤 식품이 좋다는 방송이 나올 때마다 이러한 현상은 반복된다. 하지만 건강만큼은 친구 따라 강남 가서는 안 된다. 올바른 방법으로 내가 먼저 건강해지고 친구를 이끌어줄 수 있어야 한다. 친구 따라, 유행 따라, 자신만의 어설픈 지식으로 이것저것 시도하다가는 체내에 독소만 쌓이는 결과만 있을 뿐이다.

"원장님, 오늘 점심은 배달해서 먹을까요? 저는 김치볶음밥을 먹을게요. 원장님은요?"

"저는 메밀국수로 주문해 주세요."

음식이 배달되자마자 직원과 나는 각자 주문한 음식을 맛있
게 먹었다. 그러나 문제는 그 다음이었다. 식사를 마치고 20분
정도가 흐르자 갑자기 직원이 내게 말을 건넸다.

"원장님, 밥 먹고 나서 갑자기 짜증이 나기 시작했어요. 화가
확 올라와요. 왜 그러죠?"

평소 좋고 싫음이 분명한 직원의 해맑은 반응에 나는 웃음
부터 나오기 시작했다. 하지만 그녀는 식사가 끝난 뒤 밀려오는
짜증에 당황스러워했다. 당시 직원은 감기 증상을 겪고 있었고
마침 나 역시 약한 감기 기운이 있던 때였다.

흔히 '감기에 걸리면 영양을 충분히 섭취해야 한다'라고 생
각한다. 몸이 허해졌으므로 잘 먹어야 한다는 생각에 고열량,
고단백 식품을 먹거나 의도적으로 식사량을 늘린다. 감기에 걸
리면 인체 면역계는 감기 바이러스와 총력전을 벌인다. 힘겨운
투쟁을 벌이는 면역계에 온 힘을 쏟아 붓는 통에 체내 장기들
의 기능은 저하될 수밖에 없다. 감기에 걸리면 소화 능력 역시
감소한다. 육류나 장어처럼 단백질 함량이 많고 고칼로리의 식
품을 섭취하면 인체는 이들을 소화, 흡수하기 위해 부담을 받
는다. 바이러스와 사투를 벌이느라 위장 기능이 저하된 상황에
서 과다한 양의 음식과 칼로리가 높은 식품을 섭취하면 소화

기능은 더욱 감소될 수밖에 없는 것이다. 당시 내가 메밀국수를 선택한 데는 이유가 있었다. 몸에서 살짝 열이 나고 갈증이 생겼기 때문이다. 감기 바이러스는 열에 취약하다. 바이러스가 침투하면 인체는 자연 치유력을 가동하기 시작한다. 이때 인체는 열을 생성해 체온을 높임으로써 바이러스를 물리친다. 바이러스가 강할수록 열의 강도도 높아지기 마련이다.

나의 상태는 감기 초기였고 인체가 바이러스와 싸우느라 살짝 열이 나기 시작했다. 이 열은 위로 올라가 두면부에 작용해 살짝 멍했고 입에서는 침이 마르고 갈증이 났다. 그래서 열기를 식혀줄 음식이 필요했다. 한의학에서 메밀은 서늘한 성질을 갖는다. 그래서 메밀국수를 선택한 것이다. 또한 먹는 양도 조절했다. 감기로 소화 능력이 저하되었음을 감안해서 배달된 양의 70% 정도만 먹고 음식을 남겼다.

그 결과 식사를 하고도 나의 속은 편안했고 음식물 때문에 발생하는 독소는 극히 미약했다. 하지만 직원은 감기로 몸이 허해졌나는 생각에 식사가 도착하지마자 허겁지겁 먹기 시작했다. 잘 먹어서 신체를 회복하겠다는 일념으로 많은 양의 밥과 반찬, 국물을 다 비우고서야 숟가락을 놓았다. 감기와의 전쟁에 모든 힘을 쏟아 붓느라 녹초가 된 위장에 그 많은 음식을 넣었으니 위장은 과부하가 걸린 것이다. 소화, 흡수가 느려지고 위장에서는 가스가 생성된 그녀는 트림을 하려고 했으나 그마저도 나오지 않아 답답해했다. 미처 소화되지 못한 음식물들은 노폐물로 바뀌었고 이 모든 상황은 몸에 불편함을 주었고 그래서 짜증으로 느낀 것이었다. 한 시간쯤 지나자 감기에 걸린 직원은 다시 울상이 되어 달려 왔다.

"원장님, 지금 제 혈압을 측정해 보니까 132에 89가 나왔어요. 저 이제 혈압약 먹기 시작해야 하는 거죠? 혈압도 높아지고 속도 불편하니까 갑자기 우울해지네요."

한의원 내에서도 혈압을 측정한 환자들이 예상치 못한 자신의 높은 혈압 수치에 놀라 어떻게 해야 하느냐고 묻는 경우가 많다. 놀란 마음에 당장 혈압약을 복용해야 하는 것은 아닌지, 심각한 병이 있는 것은 아닌지 조바심을 내기도 한다. 혈압은 심장에서 내보낸 혈액이 혈관 벽을 때리는 압력을 말한다. 심장이 수축했을 때 혈관에 가해진 압력을 최고 혈압, 심장이 이완했을 때 혈관에 가해진 압력을 최저 혈압이라고 한다. 수축기와 이완기 혈압이 120/80mmHg 이하이면 정상 혈압이고, 140/90mmHg을 넘으면 고혈압에 해당한다.

혈압은 측정 시간, 당일 컨디션, 주위 환경 등에 따라 달라질 수 있다. 강심 작용이 있는 커피를 마시거나 운동을 끝낸 후, 달리거나 급하게 걸어온 직후라면 혈압은 높게 나온다. 또한 두꺼운 옷을 입고 있거나 화장실을 가고 싶을 때 측정하면 혈압이 높게 나온다. 혈압을 잴 때는 두껍고 압박을 가하는 옷은 벗어야 한다. 화장실을 다녀온 뒤, 숨을 고르고 편안한 상태에서 측정하는 것이 좋다. 또한 한 번의 측정으로 고혈압 여부를 판정하기보다는 아침, 저녁으로 측정하면서 시간을 두고 지켜보아야 한다.

많은 사람들이 정상 혈압 범위인 120/80mmHg를 조금만 넘어가도 큰일이 나는 것처럼 두려움에 떤다. 고혈압을 장기간 방치하면 심근경색이나 동맥경화, 뇌졸중 등과 같은 병으로 이어질 수 있다는 정보들을 많이 접했기 때문이다. 그러나 두려워해야 할 것은 고혈압 그 자체가 아니라 고혈압이 왜 생겼는지에 대한 원인이다. 혈압은 혈액이 혈관을 치고 나가는 압력을 수치로 나타낸 것일 뿐이므로 신체 기능이 저하된 곳을 복구하기 위해 인체는 혈액을 몰아주게 되고 이 과정에서 혈류량이 늘어나 혈압이 높아질 수 있다.

독소 배출이 원활하지 않으면 독소가 인체를 공격해 상해를 입힌다. 독소를 배출하기 위해 심장에서 혈류량과 박동수를 늘려 혈압이 높아지기도 한다. 고혈압과 저혈압은 인체의 어딘가에서 장기 기능이 저하되었음을 알리는 신호이기도 하다. 고혈압이 발생하는 근본 원인을 무시하고 혈압 약으로 무조건 혈압만 떨어뜨리면 독소 배출과 장부 기능을 회복해야 할 시기를 놓치게 된다.

미국의 통계에 의하면 혈압강하제를 사용한 사람이 사용하지 않은 사람보다 처음 3년 동안 더 건강했다. 하지만 7년이 지나자 오히려 혈압강하제를 복용한 이들의 사망률이 높아졌다. 이는 독소 배출과 장부 기능의 회복을 무시하고 혈압을 낮추는 데만 급급한 결과이다. 현대 사회는 건강 정보가 홍수처럼 쏟아지는 시대이다. 텔레비전 채널이 늘어나고 각종 인터넷 매체들이 늘어나면서 건강 상식과 정보들이 범람하고 있다. 매체에서 '이럴 때는 이렇게 하면 좋다, 이 증상에는 이 식품이 좋다'는 방송을 보고 무작정 따라하는 것은 삼가야 한다. 돼지감자가 당뇨에 좋다는 방송이 보도된 이후 돼지감자 주문이 폭발한 적이 있었다. 그러나 돼지감자를 먹은 사람들 중에서 급격히 낮아지는 혈당 수치와 위장장애, 소화불량과 복부에 가스가 차는 증상으로 불편감을 호소하는 사람들도 있었다.

이제부터라도 건강 정보의 홍수 속에서 자신에 맞는 건강법을 꼼꼼하게 따져보고 장점과 단점을 같이 살펴보자. 정보의 홍수 속에서 허우적거리는 일은 이제부터라도 그만하고 자신에게 맞는 건강법을 제대로 알고 실천해야 한다.

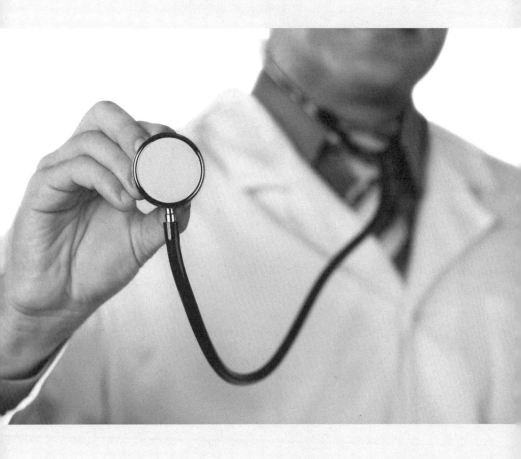

인체는 스스로 치유 가능한 해독 능력을 갖고 있다.

그러나 인체의 정화 능력을 넘어선 많은 양의 독소가 유입되거나

해독 시스템의 일부가 고장이 나면 자정 능력이 저하되는 동시에 면역 능력도 약화된다.

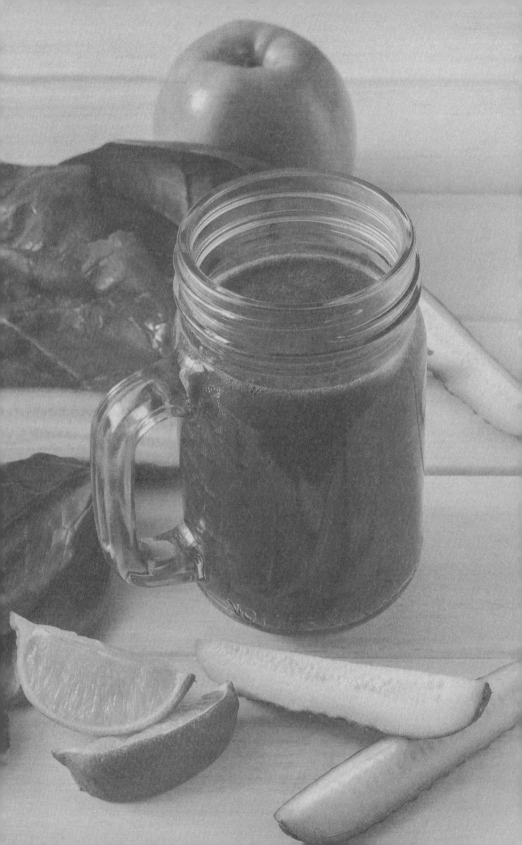

PART 2

모든
질병은
독소에서
나온다

모든 질병은 독소에서 나온다

건강한 육체는 영혼의 안방이고 병든 육체는 감옥이다.

베이컨

"어디가 아파서 오셨어요?"

"전 아픈 데 없이 건강해요. 밥도 잘 먹고 대변도 잘 보고 잠도 잘 자요. 통증을 느끼거나 불편한 것도 없어요. 친구가 한 번 가 보자고 해서 왔어요."

진료를 보다 보면 가끔 이런 환자들을 만나게 된다. 친구가 같이 가자고 해서 혹은 부모님이 가 보자고 해서 온 경우들이다. 더욱 남들이 아프다고 하는 것을 이해하지 못하겠다며 자신은 튼튼하다고 생각한다.

나는 이런 환자를 만날 때면 우선 전체적인 모습부터 얼굴이 창백한지 홍조가 있는지, 전체적인 골격은 어떠한지, 모발은 어떠한지, 근육은 어떠한지, 피부에 윤기가 있는지 등을 살펴본다. 복부를 진단하기도 하는데 약간만 눌러도 배를 움켜쥐고 뒹구는 경우도 있다. 건강을 자신했던 그녀 역시 복부를 누르자 비명을 질렀다. 키는 162cm인데 비해 복부는 33인치에 달할 만큼 배가 불룩했다. 조금만 움직여도 땀을 많이 흘렸고 옆에 다가가자 쉰 땀 냄새까지 났다. 모두 독소로 인한 증상들이었지만 그녀는 전혀 인식하지 못하는 듯했다.

인체가 독소로 가득 찼을 때 나타나는 현상들이 있다. 땀에서 냄새가 나거나, 구취가 심하고, 변비가 지속된다. 또한 혈액 속에 당이나 콜레스테롤이 넘쳐나고, 얼굴이나 팔다리가 붓고 체중이 점점 증가하고, 복부 둘레가 늘어난다. 방귀와 트림이 자주 나오고, 여드름, 발진, 아토피, 두드러기 등 피부에 이상 증세가 발생한다. 이 밖에도 두통이 발생하고, 얼굴이나 상체에 열이 올랐다가 내리기를 반복하며 안색이 창백해진다. 이 모든 것들이 바로 독소로 인한 증상들인 것이다. 우리 몸에서 독소를 만들어내는 원인은 다양하다. 외부인자, 내부인자, 감정의 지나침 등이 모두 독소를 만들어낸다.

외부인자란 기후의 급격한 변화에 인체가 제대로 대응하지 못해 독소가 발생한 것을 말한다. 인체 저항력이 약하기 때문이다. 외부인자의 종류로는 풍, 한, 서, 습, 조, 화의 여섯 가지가 존재한다. 풍(風)사는 바람을 의미한다. 바람은 여기저기 잘 불어

다니는 것처럼 병의 위치가 일정하지 않고 병의 진행 속도가 빠른 것이 특징이다. 풍사는 인체의 상부인 머리와 체표, 팔다리에 증상들이 나타난다.

한(寒)사는 차가운 날씨이다. 찬 기운은 체표 모공을 막아 모공의 열고 닫는 기능을 떨어뜨림으로써 땀 배출을 억제하고 오한이 들게 한다. 인체는 땀을 통해서도 독소가 빠져나가는데 땀 배출이 원활하지 않으면 독소를 체내에 쌓아두게 된다. 또한 차가운 날씨는 체온을 유지시키는 따뜻한 기운 즉 체내 양기를 손상시킨다. 이로 인해 맑은 콧물, 맑은 가래 등의 노폐물이 만들어진다.

날씨가 추워지면 사람들은 추위로부터 몸을 보호하기 위해 몸과 어깨를 움츠린다. 마찬가지로 찬 기운은 피부, 근육, 혈관 등을 수축시키고 오그라들게 만들며 기의 소통을 방해해 통증을 일으킨다.

서(暑)사는 더운 날씨이다. 더운 기운은 위로 올라가고 발산하는 성질을 갖는다. 날씨가 더우면 인체 모공이 열리면서 땀을 흘린다. 《황제내경 소문·거통론》에서는 '더우면 주리가 열리고 땀이 많이 나기 때문에 기(氣)가 새나간다'라고 말했다. 더운 여름철, 땀을 많이 흘리면 기운도 체력도 저하된다.

습(濕)사는 기후가 습한 것을 말한다. 습한 기운에 상하면 신체가 무겁고 가라앉는 듯하고 무거운 물건을 몸에 두른 것 같은 느낌을 받는다. 습은 아래로 가라앉으려는 성질이 강하다. 습사는 독소가 인체 하부에 많이 쌓이도록 만든다. 대변과 소변이 혼탁하거나 끈끈한 것은 습한 기운이 몸에 침입한 것이다. 또한 습사는 체내 수액 대사의 기능 장애를 초래해 가슴과 명치의 답답함, 대소변의 이상, 부종, 복수 증상을 일으킨다.

조(燥)사는 건조한 기후를 나타낸다. 건조한 기운은 체내에서 진액을 말린다. 겨울철 입술이 트고 갈라지고 발뒤꿈치가 갈라지는 것은 인체가 건조함을 나타내는 증상들이다. 피부 건조, 구강 건조, 인후 건조 등 건조가 들어가는 증상들은 조사와 관련이 있다.

마지막으로 화(火)사는 불꽃이 타오르듯 뜨거운 기후를 의미한다. 뜨거운 기후는 진액을 손상시키며 염증, 출혈, 화농 등을 발생시킨다. 몸에서 열이 나는 발열, 고열 등은 화사와 관련이 있다. 밖으로부터 침습해 들어오는 외부 기운에는 이렇게 6가지 종류가 있다. 장기 기능이 저하되면 인체 내부에서도 서사를 제외한 5가지 요인이 독소를 생성하기도 한다.

"어제 회식을 마친 후 갑자기 위가 정지한 듯한 느낌이 들어요. 예전에도 이런 적이 있었어요. 토하고 싶어도 토하지 않고 며칠 동안 밥도 못 먹었어요. 잠도 못 잔 데다 위가 아파서 허리를 구부리기도 힘들어요."

30대 중반의 환자는 위장에 자주 탈이 났다. 조금만 먹어도 체하고 소화불량을 겪었다. 체할 때마다 약국에서 소화제를 사 먹으며 버텼지만 최근에는 그마저도 잘 듣지 않았다. 그의 위장 증상이 심해진 데는 이유가 있었다. 20대에 사업으로 승승장구하던 그는 부도를 겪으면서 사업체를 접어야만 했다. 곧 생계를 위해 회사에 취업을 했고, 잠을 줄여가며 일에 몰두했다. 그 덕분에 그는 상사들의 인정을 받으며 회사 생활을 할 수 있었다. 하지만 몸과 마음은 항상 긴장 상태에 있었다. 억대의 돈을 꼼꼼하게 다루어야 하는 회계 부서에서 근무하면서 숫자가 틀리지 않도록 항상 노심초사했고, 멘토로서 부하 직원들이 회사에 잘 정착할 수 있도록 업무와 경력 개발 지도에도 힘을 쏟았다.

그러던 어느 날, 부하 직원들이 자신에 대해 "재수 없어.", "상사에게 아부 좀 그만 떨지."라는 등의 인신공격성 대화를 우연히 듣게 되었다. 열심히 가르치고 지도했던 부하 직원들이 자신에 대해 험담하는 것을 듣고 나자 힘이 빠지고 배신감이 밀려왔다. 그 후 화가 치밀어 올라 잠도 제대로 자지 못했고, 며칠이 지나자 위장도 제대로 기능하지 못했다.

사람들은 흔히 감정이 독소를 일으키는 것에 대해서는 간과하는 경우가 많다. 내가 느끼는 감정이 무엇이고 얼마나 강렬한지, 감정이 인체에 어떠한 영향을 미치는지에 대해 깨닫지 못하는 것이다. 중국의 의학서인 《황제내경소문·음양음상대론》에서는 감정과 오장육부의 관계에 대해 이렇게 기술하고 있다.

"지나치게 기뻐하면 심(心)을 상하고, 지나치게 노하면 간(肝)을 상하고, 지나치게 생각하고 고민하면 비(脾)를 상하고, 지나치게 근심하면 폐(肺)를 상하며, 지나치게 공포를 느끼면 신(腎)을 상한다."

사건이나 사물에 반응하는 감정이 지나치면 체내에 독소를 일으킨다. 기쁨, 분노, 고민, 근심, 공포심은 관련된 장부들에 영향을 미치고 기의 소통과 혈액 순환도 방해한다. 결국 신체 장기들의 기능이 떨어져서 독소가 유발되고 장기간 지속될 경우 병으로까지 발전하는 것이다.

이렇듯 믿었던 사람에 대한 배신으로 인해 지나치게 근심하고 생각하고 분노함으로써 간 기능, 비장 기능, 폐기능이 떨어졌고 평소 좋지 좋았던 위장까지 탈이 나 버린 것이다. 독소를 일으키는 원인은 다양하다. 풍·한·서·습·조·화가 외부 기후로 작용하거나 인체 내에서 발생해 독소가 발생한다.

외부 상황에 과도하게 반응하거나 감정이 지나칠 때도 독소가 유발된다. 때로는 외부 요인과 내부 요인이 함께 결합해 예상치 못한 증상을 발생시키기도 한다. 독소는 결국 병을 만들어낸다. 인체 각 장기들뿐만 아니라 조직과 세포에 크고 작은 유해

물질을 생성하고 조직, 혈액, 장기들의 기능까지 망가뜨리기 때문이다.

모든 질병은 독소에서 온다. 당뇨, 고지혈증, 고혈압, 장내 가스 증가, 요산, 숙변, 젖산, 어혈, 내장지방, 나쁜 콜레스테롤, 활성산소 등의 독소는 모두 내부요인, 외부요인이 함께 어우러져 만든 합작품들이다. 그러므로 질병을 고치기 위해서는 독소의 종류를 파악하고 독소를 생성한 원인이 어디에서 온 것인지 정확하게 파악하는 것이 무엇보다도 중요하다. 디톡스의 관건은 '독소'를 정확히 아는 것에서 시작된다.

독소를 잡는 것이
건강을 지키는 첫걸음이다

건강이 있는 자는 소망이 있는 자요,
소망을 가진 자는 모든 것이 있는 자다.

"원장님, 큰일 났어요. 수도가 터져서 한의원이 물바다가 됐어요. 건물 계단에도 물이 넘쳐서 다 얼어 버렸어요."

한의원에 거의 도착할 무렵 직원에게서 걸려온 전화였다. 이날은 서울의 아침 최저 기온이 영하 17도에 달할 정도로 한파가 극에 달한 날이었다. 한 번도 수도가 얼었던 적이 없었고 전날 영하 15.8도에서도 수도가 얼지 않았던 터라 방심한 것이 화근이었다.

한의원에 도착하자마자 얼어붙은 수도를 녹이기 위해 동분서주했다. 화장실은 병원용 가운을 입고서는 도저히 서 있지 못할 정도로 냉기가 가득했다. 두꺼운 점퍼를 입고 드라이기로 수도관에 훈풍을 불어넣기도 하고, 열선을 구입해 차가운 수도관에 감아 놓기도 했지만 꽁꽁 얼어버린 수도를 녹이기에는 역부족이었다. 급한 대로 수도 설비 사장님께 전화를 했고, 사장님을 기다리는 동안 애가 탔다. 사장님은 5시간이 지나자 커다란 해빙기를 가지고 나타났고, 그야말로 구세주와 같았다. 사장님은 해빙기에 물을 넣고 끓인 후, 하수구 구멍에 호스를 넣어 뜨거운 스팀으로 얼음을 녹이기 시작했다. 그러나 시간이 흐를수록 사장님은 고개를 갸웃거리기 시작했다. 사장님은 "날씨가 너무 추워서 화장실 바닥에 고인 물도 바로 얼 정도예요. 오늘은 도저히 안 될 것 같네요."라는 절망적인 말을 했다. 순간 나의 머릿속은 하얘졌고, 그 모습을 본 사장님은 내가 측은해 보였는지 화장실만은 사용할 수 있도록 임시로 조치를 취해 주었다. 응급처치를 끝낸 사장님께 동파를 미리 예방할 수 있는 방법을 묻자 그는 이렇게 답했다.

"수도가 모두 얼어버린 것은 오늘이지만 작은 크기의 수도관들은 이미 며칠 전부터 얼기 시작했을 거예요. 말단에서부터 살얼음이 얼면서 점점 큰 수도관들도 얼어버리는 거죠. 동파가 안 되려면 수도 배관이 시작되는 첫 지점들이 얼지 않아야 해요. 배관 시작 지점에 히터기를 켜 두고 퇴근하세요. 이것만 잘 지켜도 동파는 거의 방지할 수 있어요."

많은 사람들이 아프고 나서야 병원을 찾는다. "작년까지만 해도 체력이 좋았는데, 올해는 갑자기 체력이 뚝 떨어져서 힘드네요.", "제가 살면서 아팠던 적이 없었는데 요즘 들어 갑자기 아프기 시작하네요."라고 말한다. 그러나 '갑자기'란 없다.

통증이나 무기력, 쇠약감 나아가 질병에 이르기까지 어느 날 한순간에 벌어진 일이 아니다. 무거운 것을 들다가 허리를 삐끗하는 것도 그 이전부터 허리가 약한 상태에서 갑자기 힘을 과도하게 써서 삐끗한 것이지 허리가 튼튼한 사람이 무거운 것을 들어 올렸다고 쉽게 삐끗하는 것은 아니다. 이미 인체에서는 장부 기능이 저하되어 말단이나 약한 곳부터 기능 저하의 증상들이 나타난다.

대부분의 사람들은 몸에서 나타나는 증상들이 무엇을 의미하는지 모르기 때문에 무심코 지나치거나 크게 관심을 갖지 않는다. 오랜 시간이 지나 통증을 느끼고 나서야 무언가 잘못됐다는 생각을 한다. 그러나 이 때는 이미 병이 많이 진행한 뒤이다.

요즘 들어 혈액 순환에 대한 관심이 높다. 혈액순환이 잘 돼야 고지혈증, 중풍, 치매, 뇌졸중을 막을 수 있다는 생각에 혈액순환제를 상시 복용한다. 혈액순환 역시 한순간에 나빠지는 것은 아니다. 이미 수개월 전, 수년 전, 나아가 수십 년 전부터 순환력이 감소했으나 미처 알지 못했을 뿐이다.

인체 내 혈관을 일렬로 늘어뜨리면 그 길이가 무려 9,5000km

에 달한다. 심장에서 뿜어진 혈액은 대동맥, 세동맥을 지나 모세혈관이라는 가느다란 혈관을 통해 혈액이 필요한 장기, 조직에 산소와 영양분을 공급한다. 조직은 모세혈관에 노폐물을 건네주고 노폐물을 전달받은 혈액은 세정맥과 대정맥을 거쳐 다시 심장으로 되돌아온다.

혈액순환이 잘 된다는 것은 적절한 양의 혈액이 적절한 속도로 심장에서 나간 후 인체 구석구석까지 도달함을 의미한다. 말단까지 도달한 혈액은 필요한 곳에 산소와 영양분을 공급하고 노폐물을 실어서 심장까지 무사히 되돌아온다. 반대로 혈액순환이 안 된다는 것은 혈액과 속도, 말초에서 문제가 발생했음을 의미한다. 심장에서 나갔다가 돌아오기까지의 충분한 혈액이 부족하고, 혈액을 순환시키는 힘도 부족한 것이다. 또한 말초에서 모세혈관을 통해 산소와 영양분, 노폐물과의 교환이 원활하지 않다는 것을 나타낸다.

피로가 지속되면 기운이 떨어지고 순환력이 감소한다. 혈액이 흐르는 속도가 현저히 느려지는 것이다. 그 결과 혈액은 조직에 산소와 영양분을 제대로 공급하지 못하고 노폐물을 잘 수거하지 못하게 된다. 즉 인체 곳곳에 독소가 쌓여 혈액 순환이 안되는 곳은 저리거나 감각이 떨어지고 심하면 혈관에 염증까지 발생하기도 한다.

혈액순환이 느려지는 것을 알 수 있는 방법이 있다. 바로 말단에서 나타나는 신호에 주목하는 것이다. 중심이란 인체 내부에 있는 장기들이고 말단이란 체표를 말한다. 어느 장기가 안좋아서 순환력이 떨어졌는지 일반인들은 파악하기가 어렵다. 이때는 체표에 드러난 증상들을 통해 순환력의 좋고 나쁨을 알수 있다. 즉 얼굴, 몸통, 손발, 팔다리에 저림, 염증, 통증, 부종, 색의 변화, 온도의 변화 등이 나타났다면 순환력에 문제가 발생해서 독소가 발생했음을 알아차려야 한다.

예를 들어 손발이 차가워지는 수족냉증, 하지로 내려간 피가 상부로 올라오지 못하고 다리에 울체되어 생기는 하지정맥류, 항문에 심각한 통증을 유발하는 치질, 스트레스를 받거나 차가운 곳에 노출되면 손가락, 발가락이 창백하거나 퍼렇게 변하는 레이노현상(Raynaud's phenomenon) 등은 모두 혈액순환이 원활하지 않다는 것을 의미한다.

"혈액이 잘 순환되기 위해서는 어떻게 해야 되죠?"

종종 이런 질문을 받을 때마다 나는 "먼저 복부를 잘 살펴보세요."라고 대답한다. 정확히 말하자면 가슴부터 복부인데 이 안에 심장, 폐, 간, 비장, 신장, 위, 소장, 대장, 쓸개, 방광 등의 장기들이 존재하기 때문이다. 눈이 아프면 안과를 가고, 허리가 아프면 정형외과를 찾고, 귀가 아프면 이비인후과를 가는데 익숙한 사람들에게 '장기'나 '오장육부'라는 말은 낯설고 귀찮은 단어에 불과하다. 눈이 아프면 눈 속에서 답을 찾기를 원하고 허리가 아프면 허리에서 답을 찾기를 바라기 때문이다. 그러나 수학에는 공식이 존재한다.

공식이란 중심이 되는 기본원리이다. 하나의 공식에서 숫자만 바꾸면 수많은 문제를 만들어낼 수 있다. 수학을 잘하는 방법은 간단하다. 문제집에서 문제를 풀다가 틀리면 어느 공식에서 막혔는지를 확인한 후 기본 원리를 복습하고 암기하는 것이다. 그래야 응용이 가능하기 때문이다. 틀릴 때마다 문제 자체를 암기하는 것은 의미가 없다. 기본원리를 모르면 숫자만 바꾸어도 문제를 틀리기 때문이다.

인체도 마찬가지이다. 모든 사람은 오장육부의 장기를 가지고 있다. 오장육부가 튼튼하면 체내에 독소가 쌓이지 않는다. 병이 발생할 틈이 없는 것이다. 하지만 오장육부 중 어딘가에서 고장이 나면 독소가 유발되고 혈액순환에 문제가 생긴다. 순환력의 문제가 눈, 귀, 허리, 팔, 다리, 손가락 혹은 발가락 중 어디에서 나타나는지가 다를 뿐 중심원리는 장기들에 있는 것이다. 눈에 보이는 것보다 보이지 않는 것들이 중요할 때가 있다.

공기는 눈에 보이지 않지만 공기가 없으면 사람은 살 수 없다. 마찬가지로 팔, 다리의 사지보다 더 중요한 것이 오장육부의 장기들이다. 눈에 보이는 다리는 절단돼도 사람이 살 수 있지만 눈에 보이지 않는 심장은 작은 구멍이 나면 살 수 없게 된다.

건강의 첫걸음은 바로 독소를 잡는 것이다. 독소 발생의 중심지는 바로 인체 내 장기들이다. 오장육부가 튼튼하지 못하면 혈액순환에 문제가 발생한다. 그 후유증이 뇌, 얼굴, 몸통, 팔, 다리 어느 곳에서 나타났는지가 다를 뿐이다. 이제부터라도 독소를 잡기 위해서는 오장육부를 바로잡아야 한다는 점을 깨닫는 것이 필요하다.

독소는
만성피로를 만든다

병든 제왕보다는 건강한 구두 수선공이 더 훌륭한 사람이다.

"평소 밤 10시에 자도 피곤합니다. 하루 종일 멍하고 업무에 집중이 안 돼요. 주변에서 운동하면 나아진다는 얘기를 듣고 저녁에는 1시간씩 헬스장에서 땀 흘리며 운동을 하는데도 나아지지 않더라고요. 좋아하는 책을 봐도 내용이 머리에 들어오지 않아요."

인터넷에 올라온 어느 직장인의 하소연이다. 통계청의 조사에 의하면 우리나라 국민의 81%가 피로를 겪고 있다. 30대는 이보다 더 높아서 90% 이상이 피로감을 호소했다. 피로를 겪는 연령이 점점 낮아지고, 피로를 느끼는 국민들도 증가하고 있다. 아무리 쉬어도 피로감은 쉽게 풀리지 않는 것이다.

피로감은 개인마다 표현 방식이 다양하며 주관적이다. 피로는 크게 3가지 종류로 분류한다.

육체적인 과로 후에 일시적으로 피로가 발생했다가 휴식하면 정상적으로 회복되는 생리적 피로, 피로감이 발생한 후 6개월 이내에 회복되는 급성 피로, 6개월 이후에도 피로감이 지속되는 것을 만성피로라고 한다. 만성피로를 느끼는 사람들은 머리가 무겁고 아프거나 전신이 노곤하며, 어깨가 아프며 가슴이 답답하다고 호소한다. 또한 생각하는 것, 타인과 대화하는 것을 귀찮아하며 일에 잘 집중하지 못 한다. 맡은 일에 자신이 없을뿐더러 일하는 것 자체를 걱정하기도 한다. 때로는 눈이 피로해서 잘 보이지 않고 눈이 뻑뻑하며 어지러움을 느낀다.

흔히들 만성피로와 만성피로증후군을 같다고 여긴다. 만성피로증후군은 피로가 6개월 이상 지속되며 활동력이 50% 감소되었을 경우를 의미한다. 혈액 검사 상 이상이 없는 상황에서 근육통, 두통, 임파선이 붓거나 통증, 인후통, 근무력, 여기저기 돌아다니며 아픈 관절통, 수면장애, 미열, 활동 후에도 지속되는 피로, 신경정신계 증상 중 6가지 이상의 증상이 나타나는 경우를 만성피로증후군이라고 한다. 만성피로증후군은 만성피로보다 증상이 더 심각하고 활동력이 훨씬 감소해서 일상생활에 지장을 받는 상태를 의미한다.

두 증상의 경중은 달라도 예방과 해법으로 제시되는 해결책은 비슷하다. 충분히 수면을 취하고, 과식과 지방이 많이 함유된 식품 대신 단백질과 철분이 많은 음식을 섭취하라고 조언한다. 인스턴트 음식을 삼가고 음주와 흡연을 억제하며 규칙적인 생활을 하면서 스트레스를 피할 것을 권유한다. 그렇다면 이대로만 하면 정말 만성피로 혹은 만성피로증후군에서 탈출할 수 있을까?

"엄마, 저 조금만 더 자고 일어날게요. 두 시간 후에 깨워 주세요."

대학교 시절, 방학이 되면 나는 고향에 내려가 시간을 보냈다. 기말고사를 마친 후 약간의 피로감을 느끼며 집에 도착했다. 며칠만 자면 피로가 풀릴 줄 알았는데 잠을 자는 시간이 점점 늘어났다. 9시간을 자도 아침에 일어나기가 힘들었다. 멍한 상태에서 눈을 뜨고 정신을 차리기까지 1~2시간이 흘러야 잠자리에서 겨우 일어날 수 있었다. 거울 속에 비친 모습을 보니 눈은 토끼처럼 빨갛게 충혈되어 있었고, 세상이 빙빙 도는 것처럼 머리가 어지러웠다. 겨우 일어나서 아침 겸 점심을 먹고 나면 몸이 다시 노곤해졌다. 물 먹은 솜같이 몸이 무거웠다. 팔다리가 물속에서 허우적대는 것처럼 축축 늘어지고 몸이 중력을 이기지 못하고 자꾸 가라앉는 것만 같았다. 기상한 지 얼마 지나지 않아 또다시 잠이 쏟아졌다.

어머니에게 두 시간 후에 깨워달라고 부탁했다. 두 시간 후

어머니가 몸을 흔들며 깨웠지만 눈뜨기가 힘들어 그대로 또 잠이 들었다. 기상한 지 얼마 지나지 않았는데도 오후 12시부터 5시까지 자고 나서야 간신히 눈을 뜰 수 있었다.

눈은 건조하고 뻑뻑했다. 책을 보다가 15분이 지나면 눈에서 불이 나는 듯하고 눈이 빠질 것만 같았다. 방이 조금만 건조해도 목이 칼칼해지고 잔기침을 했다. 말하는 것이 귀찮아서 집 안에서도 말없이 지내기 일쑤였다. 혹여 1시간만 외출해도 피곤했고 집에 돌아와 3~4시간 가량을 자야만 겨우 정신을 차릴 수 있었다. 보행 중 갑자기 다리 관절이 움직이지 않아서 한참을 마네킹처럼 서 있을 때도 있었다. 밤에 잘 때는 어깨가 찢어지는 듯한 통증을 느꼈다. 육체적인 노동을 하지 않았는데도 어깨가 심하게 결리고 아팠다.

수면 중에는 다리에 쥐가 났다. 심할 때는 칼로 베이는 듯한 통증을 겪었고 다리 경련이 풀리지 않아 자다가 일어나 다리를 주물러 줘야 했다. 여기에 시도 때도 없이 찾아오는 두통으로 괴로웠고 우울감까지 겪었으니 이 정도면 만성피로를 넘어 만성피로증후군에 가까웠다. 심한 피로감을 겪은 후 충분히 자고, 규칙적으로 생활하며, 스트레스를 피하고, 과식과 고지방 음식 섭취를 줄이며 단백질과 철분이 많은 음식들을 먹으려고 노력했다. 음주와 흡연도 하지 않았다. 하지만 이런 노력에도 불구하고 몸은 전혀 나아지지 않았다. 방학이 끝나고 그 다음 방학이 지나도 증상은 점점 심해질 뿐이었다. 이미 제시된 만성피로 해법들은 만성피로가 되기 전에 조심해야 할 사항들일 뿐 해결책은 아니었다.

물 먹은 솜을 뽀송뽀송하게 하는 방법은 간단하다. 햇볕이 잘 드는 곳에 펼쳐놓고 말리면 된다. 이미 물을 흡수해 축 늘어진 솜에게 물을 흡수할 환경을 멀리 하라고 하는 것은 해결책이 아니다. 권장사항일 뿐이다. 집안에 먼지가 쌓여 더럽다면 먼지를 털어내고 닦아내야 하는 것이지 먼지 나는 물건을 멀리하라고 하는 것은 해결책이 아닌 것이다.

만성피로를 겪는 사람들의 공통점은 체력이 떨어지고 기운이 극히 부족하다는 점이다. 정상적인 신체활동이나 운동량에도 이들은 극심한 피로감을 느낀다. 활동에 사용할 수 있는 에너지가 부족해 일상생활에 지장을 받는 것이다. 에너지는 한의학에서 기(氣)와 관련이 있다. 중국 명대 오곤은 저서인 《의방고·기문》에서 기(氣)의 역할에 대해 이렇게 말하고 있다.

'기가 화생하면 만물이 생성되고, 기가 변화하면 만물도 변하며, 기가 왕성하면 만물도 건장해지고, 기가 약해지면 만물도 쇠약해지게 되며, 기가 정상이면 만물도 조화롭고, 기가 끊어지면 만물도 없어지게 된다.'

기(氣)는 인체를 생장·발육하고 조직기관들의 활동을 원활하게 한다. 또한 기는 신체를 따뜻하게 덥히고, 외부에서 나쁜 기운이 체내에 침입하는 것을 방어하기도 한다. 기가 있어야 혈액이 혈관 밖으로 넘치지 않고 혈관 내에서만 흘러 다닐 수 있고 기가 존재해야 땀, 소변, 타액 등이 적절한 시기에 적당량이 분비될 수 있다. 기는 에너지를 생성하고 신진대사가 원활하도록 하는 기능을 가지고 있다.

기가 체내에서 하는 역할은 이처럼 다양하고 중요하다. 그래서 기가 부족해지면 몸이 힘들어진다. 기가 부족하면 성장과 발육이 저하되고, 체온이 떨어져 신체가 차가워지기 때문이다. 또한 기가 부족해지면 면역력이 감소하고 혈관의 힘이 약해져서 혈액이 새어 나온다. 주체할 수 없을 정도로 땀이 줄줄 흐르거나 소변이 찔끔찔끔 나오는 것도 모두 기의 부족과 관련이 있다.

기가 부족해지면 체내에 독소가 쌓이기 쉬운 환경이 만들어진다. 에너지가 부족하므로 물질을 변환시키고 노폐물을 배출하는 능력이 저하되기 때문이다. 기가 부족하면 신체를 따뜻하게 덥힐 수 있는 에너지가 부족하므로 체온도 떨어지고 면역능력도 감소된다. 이로 인해 외부 독소가 쉽게 침입할 수 있는 환경이 조성되고 유입된 독소가 인체를 공격한다.

현대사회는 피로사회이다. 빡빡한 직장생활과 어려운 경제여

건, 좀처럼 호전되지 않는 살림살이에 스트레스와 피로가 가중된다. 이러한 상황이 지속되면 만성피로는 더욱 증가할 수밖에 없다.

만성피로는 건강에 이상이 발생했다는 신호이다. '조금만 더 자면 괜찮아질 거야', '식습관만 바꾸면 나아질 거야'라는 위로로 버티기에는 이미 건강이 한계에 이르렀다. 오늘 내일 미루다가는 나의 건강이 독소에 잠식당하는 위기 상황을 맞이할 수도 있다. 하루라도 빨리 피로 회복을 위해 노력해야 한다.

피로감에서 벗어나기 위해 각종 비타민과 영양제, 피로회복제, 에너지 음료 등을 먹는 사람들이 늘고 있다. 일시적으로는 효과가 있어도 장기적으로는 도움이 되지 않는다. 이 식품들이 체내에 쌓인 독소를 없애 주지는 못하기 때문이다. 피로 뒤에는 항상 독소가 숨어 있다. 만성피로는 독소 때문임을 잊지 말아야 한다.

체온 1℃가 병을
좌지우지한다

우리들의 행복은 십중팔구까지
건강에 의하여 좌우되는 것이 보통이다.

<u>아르투어 쇼펜하우어</u>

"에취, 에취, 에취."

날씨가 추워질수록 재채기와 콧물, 코막힘으로 괴로움을 호소하는 사람들이 늘어난다. 한의원 내에서도 알레르기 비염으로 불편함을 겪는 분들을 자주 본다. 그들을 볼 때마다 알레르기 비염으로 고생했던 나의 모습이 떠올랐다.

10대 때는 없었던 알레르기 비염이 20대 중반부터 갑자기 생겨나기 시작했다. 처음에는 단순한 감기인 줄 알고 감기약을 먹었지만 시간이 지나도 낫지 않았고 오히려 시간이 지날수록 가려움은 가라앉지 않고 더 심해졌다. 한두 번에 그치던 재채기는 횟수가 점점 늘어났다. 심할 때는 7~8번을 연속으로 재채기하기도 했다.

비염 초기에는 콧물이 많이 나오지 않았다. 화장지로 한 번 닦아내면 될 정도였다. 몇 년이 지나자 새벽 4시 반만 되면 어김없이 콧물이 흘러내렸다. 코를 막지 않으면 한없이 흘러내렸기 때문에 피곤해도 자다가 일어날 수밖에 없었다. 기상하고 나면 그야말로 콧물, 재채기와의 사투가 벌어졌다. 화장지 반 통 정도는 다 쓰고 한 무더기의 휴지가 옆에 쌓여야만 그제야 잠시 진정이 되었다. 코만큼이나 눈도 가려웠다. 양손을 움직여 쉴 새 없이 눈과 코를 비벼댔다.

새벽 4시 반부터 시작된 비염과의 전쟁은 오전 7시 반쯤 눈물과 콧물을 모두 쏟아 내고서야 잠시나마 진정이 되었다. 체력을 다 쓰고 나면 피곤해서 그대로 잠이 들었다. 그러나 전쟁은 시도 때도 없이 벌어졌다. 봄, 가을은 환절기라는 명목으로 어김없이 비염이 발동했고, 여름에 에어컨 바람이 스치거나 겨울에 찬바람이 몸에 조금만 닿아도 바로 콧물, 재채기가 시작되었다. 언제 비염이 발동할지 몰라 1년 365일이 공포처럼 여겨졌다.

알레르기 비염은 특정물질에 코점막이 과민반응하기 때문이라는 설명을 듣고 대학병원에서 코 안쪽 점막을 레이저로 태우기도 했다. 그러나 얼마 지나지 않아 알레르기 비염이 다시 재발했다. 비염에 좋다는 음식을 찾아서 먹어 보았지만 해결이 되지 않았다. 모두 근본적인 해결책이 아니었던 것이다.

'정기존내 사불가간(正氣存內 邪不可干).'

현존하는 한의학서 중 가장 오래된 《황제내경》에 나오는 말
이다. 체내에 기운이 가득 차 있으면 나쁜 기운이 침범할 수 없
다는 의미이다. 서양의학에서 알레르기 비염은 콧물, 코막힘, 재
채기를 주증상으로 하는 면역계의 과민반응으로 해석한다. 하
지만 한의학에서는 체내에 기운이 충만하지 못 해서 나쁜 기운
이 침범했을 때 나타나는 반응 중 하나가 알레르기 비염이다.
기운이 충만하기 위해서는 몸이 따뜻해야 한다. 차가운 몸에서
는 기운이 생기기 힘들다. 체온이 내려가서 몸이 차가워지면 신
진대사 기능이 저하되고 혈액 순환도 느려지기 때문에 도통 기
운이 없는 것이다.

건강한 사람은 체온이 36.5도~37도 사이에 있다. 36도가 되
면 인체는 몸을 떠는 행동을 통해 열을 발생시킨다. 35.5도가
되면 배설 능력이 떨어지고 알레르기 증상이 나타나며 체온이
더 내려가 35도에 도달하면 암세포들이 활발하게 증식하기 시
작한다. 30도까지 내려가면 의식 불명 상태에 도달하며 27도가
되면 사망에 이른다. 체온이 정상 범위에서 내려갈수록 병에 걸
리기 쉬운 취약한 상태가 된다.

체온이 떨어지는 이유는 인체 내부에서 차가운 기운이 발생
하거나 외부에서 차가운 기운이 침습했기 때문이다.

인체 내부에서 발생하는 찬 기운은 기운의 충만함과 관련이 있다. 이는 선천적으로 얼마나 건강한 체력을 갖고 태어났는가와 관련이 있다. 건강한 체력을 가진 사람들은 원래부터 몸 안에 따뜻한 기운이 많기 때문에 체온이 높다. 그러나 선천적으로 부여받은 에너지량이 적으면 체온이 낮고 인체가 쉽게 차가워진다. 선천적인 체력과 기운은 내가 조절할 수 없다. 그렇다면 외부의 차가운 기운의 특징을 알고 대비해야 하는 것이다. 인체를 침범하는 외부의 차가운 기운은 4가지의 특징을 나타낸다.

첫째, 외부의 찬 기운은 인체에 침범해 체표 모공을 막음으로써 '기운이 잘 돌지 못하게' 한다.

기운이 충만한 사람은 신체 떨림을 통해 외부에서 들어온 찬 기운을 떨쳐내려고 하며 발열 증상을 보인다. 기운이 약한 사람은 외부의 찬 기운을 몰아낼 힘이 부족하므로 발열 증상이 약하며 외부 사기를 잘 몰아내지 못한다.

둘째, 외부의 차가운 기운은 체온을 만들고 유지하는 양기 즉 '따뜻한 에너지를 손상'시킨다. 이로 인해 맑은 콧물이 줄줄 흐르고, 코가 막히며, 희고 묽은 가래를 뱉어내고, 묽은 대변을 보게 된다. 찬 기운이 소화, 흡수를 담당하는 비위를 침범하면 소화 기능이 저하되어 구토와 설사가 빈번하게 일어나고 배와 장이 차가워지면서 물소리가 난다.

셋째, 차가운 외부 기운은 인체를 막히고 통하지 않게 함으로써 '통증'을 일으킨다. 바꾸어 말하면 통증을 느낀다는 것은 차가운 기운으로 인해 혈액이 잘 통하지 않기 때문에 아픈 것이다. 차가운 기운은 혈류 흐름을 느리게 만들어서 혈액이 원활히 소통되는 것을 방해한다. 이로써 통증이 발생하는 것이다.

넷째, 날씨가 추워지면 사람들은 옷깃을 여미고 몸을 움츠린다. 마찬가지로 차가운 기운이 인체를 침습하면 '피부, 근육, 혈관 등을 수축'시키고 오그리게 만든다. 찬바람을 맞은 후 갑자기 팔다리를 굽히고 펴는 동작에 이상이 생기거나 아랫배가 당기듯이 아픈 것은 모두 외부의 찬 기운이 만든 현상이다. 추운 겨울철 고혈압이 있는 사람들은 새벽 운동을 피하라고 권한다. 이는 찬 기운이 일으키는 수축현상 때문에 혈관이 수축돼서 혈압이 올라가거나 심장마비와 같은 응급상황을 맞이할 수 있기 때문이다.

외부의 차가운 기운은 체표를 막아 기혈순환을 방해하고, 체내의 따뜻한 기운을 손상시키며 통증을 일으키고 혈관을 수축시킨다. 선천적으로 갖고 있는 에너지가 적으면 외부의 차가운 기운의 공격을 받기 쉽다. 또한 차가운 외부 기운은 신진대사를 저하시켜 체내에 찬 기운이 더 쌓이도록 만든다. 그 결과 콧물, 가래, 묽은 대변, 구토, 설사, 배 속에서 물소리가 나는 등 노폐물과 독소가 쌓이게 만든다.

체온이 35.5도가 되면 각종 병이 발생하고 35도에 이르면 암세포가 활발하게 증식한다는 점을 떠올린다면 어떻게든 몸을 따뜻하게 만들어야 한다. 추위를 많이 타는 사람들은 일찍부터 보일러나 전기장판을 켜서 자는 동안 등을 따뜻하게 하고 이불을 덮어 배를 가려주어야 주어야 한다. 때로는 전자기파가 해로워서 전기장판은 사용하지 않는다고 말하는 사람들이 있다. 하지만 전자기파보다 더 무서워해야 할 것은 차가운 기온이 인체에 침범해 체온이 내려가는 것이다. 체온이 1도 낮아질수록 면역력은 30%가 감소한다. 그러므로 평소에도 배꼽티와 짧은 치마, 얇은 옷 대신 배와 엉덩이를 덮는 보온성이 있는 옷과 내복으로 체온 손실을 막아야 한다.

인체는 열이 있어야 생명을 유지할 수 있다. 한 번 체온이 내려가면 복구하는데 오랜 시간이 걸릴 뿐만 아니라 각종 병이 발생한다. 체온 1℃가 나의 병을 좌우한다는 것을 잊지 말자.

충분한 잠은
해독 능력을 높인다

일찍 자고 일찍 일어나는 것은 건강, 부(富), 지혜를 낳는다.
벤저민 프랭클린

"120여 년 전 전기가 처음 발견되기까지 사람들은 해가 뜨면 일어나고 어두워지면 잠자리에 들었습니다. 그것이 세계가 돌아가는 방식이었고 모든 생명체가 살아가는 방식이었죠. 하지만 지금 우리는 원하는 때에 불을 밝힐 수 있게 되었습니다. 하루의 모든 시간을 전부 소비하는 사회, 즉 '24시간 사회'가 찾아온 것이죠."

미래학자이자 《24시간 사회》의 저자 레온 크라이츠먼의 말이다. 불과 몇 십 년 전만 해도 사람들은 해가 지면 잠이 들고 새벽녘에 닭 울음소리가 들려오면 하루를 시작했다. 그러나 언제든지 불을 켤 수 있는 사회가 되면서 일과 여가 생활은 풍족해졌지만 잠자리에 드는 시간은 늦어졌다. 그 결과 수면의 질과 양이 모두 하락해서 수면 부족과 불면에 시달리는 사람들이 점차 증가했다.

현대 사회는 생체리듬이 혼란에 빠진 사회이다. 인간의 몸에는 일정한 주기로 되풀이되는 리듬이 있는데 이를 생체리듬이라 하며 생체리듬을 주관하는 것을 생체시계라고 한다. 생체시계는 인체 내에 존재하는 생물학적 시계로써 하루를 주기로 수면과 각성, 체온과 혈압 등이 반복적으로 보이는 패턴을 조절한다. 배고픔과 졸음을 느끼고, 혈압과 체온이 시간대 별로 변하는 것을 조절하는 것이다.

생체시계에 따라 인간의 몸은 변화한다. 새벽 6시경 인체는 잠에서 깨어날 준비를 하고, 오전 6시~9시 사이에는 혈압이 빠르게 상승하며, 오전 9시~오후 12시에는 신체 각성도가 가장 활발해진다. 오후 6시경에는 체온이 가장 상승하고 오후 6시~9시 경에는 혈압이 가장 높아져 있다. 오후 9시12시 사이에는 수면을 유지하는 호르몬인 멜라토닌을 분비하기 시작해 잠이 드는 것이다.

밤이 되면 잠을 자고 아침이 되면 잠에서 깨어야 하는 것은 인간의 생체리듬에 비추어 볼 때 당연한 것이다. 하지만 우리 생활은 그렇지 못할 때가 있다. 퇴근 후 여가 생활을 즐기거나 직장에서 끝내지 못한 일을 집에 가져와서 처리한다. 업무가 끝나도 회식이나 개인적인 약속 때문에 귀가 시간이 늦어지고, 자정이 넘어 잠자리에 드는 경우도 많다. 야간 근무자나 순환 근무 교대자의 경우에는 뒤바뀐 수면 패턴으로 고충을 겪기도 한다. 건강을 위해서는 양질의 수면을 취해야 한다. 질이 좋은 수면이란 저녁 11시에서 새벽 1시에 잠이 든 상태에 있어야 함을 말한다. 저녁 11시에서 새벽 1시를 '자시(子時)'라 하는데 음기가 가장 많은 시기이다. 또한 한의학에서는 사람이 잠을 자기 위해서는 인체를 순환한 양기가 음기 속으로 숨어들어야 한다고 설명한다. 자시의 시간은 음기가 왕성하므로 양기가 활동을 접고 음기 속에 가라앉아서 인체가 잠을 잘 수 있게 만든다.

저녁 11시에서 새벽 1시는 수면을 조절하는 호르몬인 '멜라토닌'이 분비되기 시작하는 시기이다. 멜라토닌의 분비가 많아야 숙면을 취할 수 있고 멜라토닌의 분비가 적어지면 잠이 들기가 어렵다. 밤 12시에서 새벽 3시는 멜라토닌의 분비가 가장 많은 시간이므로 더욱 깊은 수면을 유지할 수 있다. 같은 수면 시간이라도 자시에 잠을 자는가 못 자는가에 따라 피로도가 달라진다. 밤 10시에서 새벽 6시까지 잠을 자는 것과 새벽 1시에서 오전 9시까지 잠을 자는 경우 같은 8시간이라도 수면의 질은 현격하게 차이가 난다. 전자는 아침에 일어나도 몸이 가볍고 개운해서 낮 동안 활동하는 데 지장이 없다. 그러나 후자의 경우 기상해도 몸이 찌뿌둥하며 낮 동안에도 머리가 맑지 않고 졸릴 때가 많다.

"요즘 얼굴이 왜 이렇게 까맣게 변하셨어요?"

오랜만에 내원한 환자의 얼굴이 전과 다르게 흙빛으로 변해 있어서 조심스럽게 물었다. 그러자 그는 이렇게 대답했다.

"저 요즘 주간에서 야간 근무로 바뀌었어요. 밤에 일하다 보니 많이 피곤하네요. 새벽 3시쯤 되면 정신이 멍하고 의욕이 없어져요. 낮에는 많이 움직여도 괜찮지만 밤에는 조금만 움직여도 금방 피곤해지는 것 같아요."

그는 근무 여건상 낮과 밤이 뒤바뀌다 보니 심한 피곤감을 느끼고 안색도 검게 변해 있었다. '피로 회복'하면 간을 가장 먼저 떠올린다. 《황제내경소문·오장생성편》에서는 '사람이 누우면 혈(血)이 간으로 돌아간다'라고 했다. 간을 가리켜 '혈해(血海)', '혈부(血府)'라고도 했다. 이는 수면이나 휴식 시에는 간에 혈액을 저장하고 활동 시에는 간에 저장된 혈액을 조직이나 기관에 공급하는 기능을 가리킨 것이다. 간은 인체 내에서 생성되거나 혹은 외부에서 유입된 유독한 지용성 물질을 무독한 수용성 물질로 변화시킨다. 간에서 생성되는 보체는 대식세포로서 바이러스나 세균 등을 제거하는 역할을 한다. 또한 간은 포도당이

나 아미노산 등을 글리코겐 형태로 저장했다가 필요시 포도당으로 전환시켜 혈당을 유지한다. 간에서 생성되는 알부민은 지방산이나 호르몬 등을 조직으로 운반시키는 운반체 역할을 하며 혈장의 삼투압을 일정하게 유지시켜 준다. 이외에도 간은 여분의 탄수화물을 지방의 형태로 저장했다가 필요시 에너지원으로 변환시켜 준다. 비타민과 무기질을 저장했다가 필요시 공급하며 인체에서 생성되는 호르몬을 분해하기도 한다.

간은 또한 담즙의 원료인 담즙산을 생성해서 빌리루빈을 배설시킨다. 빌리루빈이 넘쳐나면 황달이 된다. 담즙은 지방이 소화되도록 만든다. 간 기능이 고장나면 지방의 소화에 이상이 발생하는데 이것은 담즙산의 생성 저하로 담즙이 적게 만들어지기 때문이다.

간을 가리켜 '인체의 화학 공장'이라고 일컫는 것은 간이 가진 여러 속성 때문이다. 하지만 수면이 부족하면 간 기능이 저하된다. 간 기능이 저하되면 보체의 생성 능력이 떨어지므로 면역계가 저하되고, 단백질, 탄수화물, 지방 대사에 이상이 생기므로 소화, 흡수 기능이 감소한다. 또한 체내 유독한 물질들을 무독한 물질로 변환시키지도 못한다. 결국 인체에는 세균, 바이러스, 혈당, 과잉의 지방, 콜레스테롤 등이 분해되지 못해 각종 독소가 넘쳐나게 되는 것이다. 수면 부족이 인체에 가져오는 파급효과는 이처럼 대단하다. 하지만 "저는 며칠 밤을 새워도 끄

떡없어요. 체력에는 자신이 있거든요."라며 자신의 건강에 자부심을 느끼는 사람들이 있다. 한두 번의 밤샘으로 인체는 망가지지 않는다. 하지만 잦은 밤샘이 지속적으로 이어진다면 간이 피로를 이겨내는 기능에도 적신호가 켜질 수밖에 없다.

빚에만 부채가 있는 것이 아니다. 수면에도 부채가 존재한다. 빚은 언젠가는 갚아야 하듯이 자지 못한 만큼의 수면은 언젠가는 꼭 자 주어야 한다. 빚을 갚지 않으면 이자가 쌓여 가계 경제에 악영향을 미치듯이 수면 부족이 장시간 지속되면 건강에 부정적인 영향을 미치게 된다.

숙면을 취하기 위해서는 노력이 필요하다. "요즘 들어 잠이 들기가 힘들어요."라고 말하는 사람들의 생활습관을 살펴보면 잠을 자기 위한 행동과는 먼 경우가 많다. 불을 끄면 무섭고 외롭다는 이유로 늦게까지 불을 환하게 켜 놓고, 텔레비전 프로그램을 시청하는 사람들이 있다. 때로는 라디오 볼륨을 크게 틀어 놓고 잠을 청하기도 하고, 건강을 위해 밤늦게 헬스장에서 운동을 하기도 한다.

밤에 잘 자기 위해서는 에너지를 수렴시켜야 한다. 활동을 자제하고 조용히 잠자리에 누워 잠을 청해야 하는 것이다. 하지만 운동을 하게 되면 에너지가 밖으로 발산돼서 잠들기가 어려워진다. 또한 숙면을 위해서는 전등불을 꺼야만 한다. 텔레비전과 라디오를 끄고 가능한 모든 소리를 차단해서 수면을 방해하지 말아야 한다. 좋은 수면을 위해서는 미지근한 물로 샤워를 하거나 반신욕을 하는 것도 좋다. 또한 낮에 받은 스트레스와 고민거리는 잠자리에서는 더 이상 생각하지 말아야 한다. 최대한 정서적 긴장감을 떨어뜨려 편안한 몸과 마음으로 잠자리에 들어야 한다.

밤 9시~12시는 잠을 자야 하는 시간이다. 그러나 요즘 이 시간대는 편의점을 방문하는 고객 수가 가장 많은 시간이자 114에 야식 배달을 문의하는 건수가 가장 많은 시간이기도 하다. 밤늦게 깨어 있을수록 식욕을 촉진하는 호르몬인 그렐린이 점차 증가하기 시작해서 새벽 1시경에는 수치가 최고점에 달한다. 깨어 있으면 먹을 수밖에 없는 환경에 놓이게 되는 셈이다.

수면 부족은 해독 능력을 감소시킨다. 늦게까지 잠을 못 자면 간에 저장되는 혈액량이 줄어들고 수면 중 간에서 혈액을 정화시키는 능력이 감소하기 때문이다. 결국 해독 능력이 떨어지게 된다. 늦게까지 자지 못 하면 이는 생체 리듬과도 어긋난다. 수면의 질은 하락하고 게다가 야식의 유혹에 휩싸이기까지 한다. 결과적으로 해독이 잘 안 되는 상태에서 체내에 독소는 더 쌓이기 쉬운 환경이 되는 셈이다.

밤 11시에서 새벽 1시 사이에 잠들어 있지 못하고 하루 7~8시간을 충분히 자지 못 하면 해독 능력은 감소한다. 뽀얀 얼굴로 하루를 개운하게 시작하는 것은 밤사이 해독이 얼마나 잘

이루어졌는지에 달려 있다. 결국 양질의 해독은 충분한 수면에
서 시작되는 것이다.

과도한 수분 섭취가
독소를 만든다

건강의 유지는 하나의 의무이다.
육체상의 도의라는 것이 있다는 사실을 의식하는 자는 거의 없는 듯하다.

허버트 스펜서

"사람에 따라 살찌고 마른 것, 수명의 길고 짧음은 마시는
물에 그 원인이 있다."

《동의보감》을 집대성한 허준은 탕액편에서 물의 중요성에
대해 언급했다. 그는 물을 채취하는 시기와 방법에 따라 효능이
달라짐을 설명하며 약에 쓰는 물의 종류를 33가지로 자세히 분
류했다. 이렇듯 건강에 중요한 영향을 미치는 '물'이지만 정작 건
강하게 마시는 법에 대해서는 모르고 있는 것이 현실이다.

"언니, 저 요즘 갑자기 다리가 붓기 시작해요. 공무원 시험을
준비하느라고 계속 앉아 있어서 그런 것일까요? 저녁이면 다리

가 붓고, 아침에는 손이 부어서 주먹 쥐기가 힘들어요."

오랜만에 만난 후배가 불편한 증상을 호소했다. 이럴 때 내가 묻는 질문이 있다.

"하루에 물을 얼마나 마셔?"

"텔레비전에서 보니까 물은 하루에 2리터쯤 마시는 게 좋다고 하더라고요. 그래서 큰 물통에 물을 담아두고 틈틈이 마시고 있어요."

후배뿐만 아니라 몸이 붓는다고 하는 사람들 중에는 물을 과잉 섭취하는 사람들이 많다. 매체에서 '하루에 물 1.5~2리터를 마시거나 혹은 하루에 물 8잔을 마셔야 좋다'라는 보도가 나간 이후로 많은 사람들이 그대로 따르고 있다. 그러나 자신의 건강을 잘 알지 못한 채 무작정 물을 많이 마시기만 하면 인체에 독소가 쌓이는 결과를 초래한다.

수분 대사는 몸 안의 신장이 담당한다. 신장은 완두콩 모양의 작은 장기로 좌우에 1개씩 존재한다. 길이 10cm, 폭 5cm, 두께 3cm의 신장은 하나의 무게가 대략 100~150g에 달한다. 작은 크기의 신장이지만 하나의 신장 안에는 100만 개의 신장 단위들이 들어차 있다. 신장은 좌우를 합해도 300g에 불과한 왜소한 장기이지만 심장에서 뿜어져 나온 혈액의 20%를 받아들인다. 1분 동안 심장에서 나온 혈액은 대략 5,000ml에 달하는데 이 중 20%인 1,000ml가 신장을 지나고 있는 것이다.

신장은 인체의 배설기관이자 체액의 성분과 양을 조절하는 중요한 기능을 담당한다. 소변을 통해 대사산물을 내보내고 불필요한 수분과 과다한 전해질 등을 배출한다. 또한 체액의 양과 삼투압을 조절하고 체액의 pH를 일정하게 유지시켜 준다.

물을 마시면 신장을 통해 걸러지고 배설되어야 한다. 그러나 과도하게 물을 많이 마심으로써 신장에 한계치를 넘어서는 물이 유입되면 신장에 과부하가 걸린다. 여기에 음료수, 국, 찌개, 과일 뿐만 아니라 체내에서 음식물을 소화시키며 나오는 수분까지 여과되어야 함을 고려하면 신장은 힘들어질 수밖에 없다. 만일 신장 기능이 튼튼하다면 다량의 물을 섭취해도 모두 여과시킬 수 있다. 하지만 기능이 떨어져 있는 신장에 자꾸 물을 부어 여과하라고 압박을 가하면 신장 기능은 더욱 더 저하되고 여과되지 못한 물이 체내에 넘쳐 부종을 일으키기도 한다. 거름종이에 불순물을 거를 때 과량의 액체를 부으면 액체가 흘러넘치거나 혹은 거름종이가 찢어지는 결과를 맞이하는 것과 같다.

나 역시 이 상황을 몸소 체험한 적이 있었다. 한의사 국가고시를 마치고 집에 있을 때였다. 시험을 준비하는 과정이 그리 녹록치만은 않았다. 국가고시를 보기 몇 달 전부터 소변과 대변이 원활하지 않았다. 소변을 보고 나면 개운치 않고 대변조차 시원하지 않아서 배가 늘 불러 있었다.

시험이 끝난 후 텔레비전을 보다가 하루에 적어도 1.5리터 이상의 물을 마시면 좋다는 내용을 보게 되었다. 공부하는 동안 물을 많이 마시지 않았던 터라 쉬면서 부족했던 수분을 보충하고 싶었다. 텔레비전에서 권장한 대로 실시해 보기로 했다. 물을 많이 마시자 당장 그날부터 신체에서 반응이 나타났다. 배가 점점 더 빵빵해지기 시작했다. 물을 마시면 미식거리고 토할 것만 같았고 때로는 빙빙 도는 것 같이 어지러웠다.

소변과 대변을 보기가 더욱 힘들어졌다. 하루 종일 밥을 안 먹어도 배고픔을 느끼지 못해 어떤 날은 종일 굶기도 했다. 아직 몸이 적응하지 못했기 때문일 수도 있다는 생각에 며칠 더 물을 마셔 보기로 했다. 시간이 지날수록 이제는 소변, 대변이 문제가 아니라 몸이 붓기 시작했다. 전에는 붓는 증상은 심하지 않았었다. 하지만 이제는 상황이 달라졌다. 아침에 일어나면 손과 종아리가 부어서 뻣뻣해졌고 얼굴까지 부어 있었다. 기대와는 달리 증상들이 더 심해지자 물 섭취를 중단했다.

매체에서 보도하는 내용들이 모두에게 적용할 수 있는 것이 아님을 몸소 체험하는 계기였다. 원내에서 환자들이 "원장님, 물 많이 마시는 게 좋아요? 얼마나 마셔야 할까요?"라고 묻는 분들에게 나는 "물은 건강에 따라 적당히 마시면 돼요. 물을 마시고 싶으면 마시고, 마시고 싶지 않으면 안 마셔도 돼요."라고 답한다. 하루 종일 물을 마시지 않는 것에 대해 걱정하는 사람들이 있다. 이것은 우리 몸이 수분이 들어오는 것을 원하지 않기 때문에 발생하는 현상이다. 체내에 수분이 정체되어 있거나 수액대사가 잘 이루어지지 않는 사람들, 위장을 비롯한 소화기관에 담음이 있는 사람들은 인체가 알아서 수분 섭취를 거부하는 것이다. 이를 무시하고 무조건 과다하게 수분을 섭취하면 인체 곳곳에 불필요한 수분이 넘쳐나고 독소가 쌓이게 된다.

중국 동한시대의 장중경이 저술한 《금궤요략》에서는 '음다수정(飮多水停)' 즉 과다하게 수분을 섭취함으로써 물이 인체에 머물러 병이 되는 것을 기록했다.

그는 물이 장기들 사이를 주행하면 담음, 옆구리 아래에서 물이 흐르면 현음, 물이 팔다리의 사지로 흐르면 일음, 흉격 사이에 쌓이면 지음이라고 분류했다. 수액대사 능력을 뛰어넘는 과다한 수분 섭취는 이렇듯 체내에 저류해 독소로 변하거나 병을 일으킨다. "물을 많이 마셔도 자꾸 갈증이 나서 계속 마시게 돼요."라고 호소하는 사람들이 있다. 한의원에 오는 한 여성은 항상 물통을 들고 다니며 수시로 물을 마셨다. 원내에 들어와서 치료를 마치고 나갈 때까지 그녀는 500ml 생수병을 두 번이나 채워 마셨다. 여름에는 갈증이 더욱 심해져서 집에서 큰 주전자에 물을 채워 놓고 수시로 마셔야 할 정도였다.

그녀는 아무리 마셔도 갈증이 가라앉지 않아 괴로워했다.

몸 안에는 깨끗한 물뿐만 아니라 진액도 함께 필요하다. 눈물, 콧물, 땀, 피부를 윤기 있게 만들어 주는 기름 등 인체 내외가 건조하지 않도록 만들어 주는 것이 바로 진액이다. 진액이 부족하면 물을 마셔도 계속 갈증이 난다. 500ml를 마시든 1리터를 마시든 갈증이 해소되지 않아서 잠시 후 다시 물컵으로 손을 가져간다.

과다한 물 섭취는 신장 기능이 약한 사람들에겐 나쁜 영향을 초래한다. 신장 기능에 과부하가 발생해 신장이 혈액을 여과시키는 기능을 떨어뜨린다. 그 결과 혈액 속의 노폐물이 깨끗하게 걸러지지 못 해서 혈액이 탁해지고 인체에 노폐물이 쌓인다. 과량의 물이 소화 기관에 정체되면 음식물의 소화·흡수를 방해한다. 또한 물을 많이 섭취하면 과다한 물이 조직 사이로 흘러나와 부종을 야기하기도 하고, 소변을 자주 봄으로써 진액이 빠져나가거나 수면에 방해를 받기도 한다.

물은 인체의 70%를 구성하고 있는 주요 성분이다. 세포 안과 밖이 모두 물로 뒤덮여 있을 만큼 물은 우리 몸에서 중요한 성분이다. 근육의 75%는 수분으로 채워져 있다. 수분 덕택에 근육이 딱딱하거나 말라붙지 않고 탄력성을 유지하며 운동할 때에도 부드럽게 수축과 이완을 반복할 수 있다. 신체를 촉촉하고 부드럽게 만들어 주는 것이 바로 물이다. 그러나 건강을 고려하지 않은 채 지나치게 많은 물을 마시면 자칫 건강을 해칠 수도 있다.

　수액대사 과정에서 흡수, 여과되지 못한 과잉의 수분은 독소로 변하기 쉽다. 한 잔의 물 섭취에도 전략과 음용법이 필요하다. 과도한 수분 섭취는 독소를 만들 뿐이다.

마음을 다스려야 화병도 이길 수 있다

병은 신체의 장애라 할지라도 마음에 두지 않는 한, 의지의 장애는 아니다.
또한 마음의 병은 신체의 병보다도 위험하고 무서운 것이다.
마음을 평온하게, 영혼을 맑게, 신체를 쾌적하게 유지하자.

H. 하이네

2013년, 루마니아에 사는 애슐레이 알코타이비는 자신이 원하던 이상형의 남자친구와 사귀기 시작했다. 바라만 봐도 좋았고 헤어질 시간이 돌아오면 너무나 아쉬웠다. 하지만 시간이 지날수록 둘 사이의 다툼은 늘어만 갔다. 남자친구가 자신의 뜻대로 행동하고 모든 것을 자신에게 맞춰줄 것을 강요하기 때문이었다.

애슐레이는 남자친구의 뜻을 따르지 않았다. 그 결과 두 사람은 사소한 문제로도 다투었고 전쟁 같은 나날들을 보냈다. 사귀는 2년 동안 싸우지 않은 날이 없었다. 헤어지기 직전의 순간까지도 다투었고 죽음을 생각할 정도로 상황은 심각했다.

스트레스가 극에 달한 그녀는 점점 머리카락이 빠지기 시작했다. 처음에는 동전크기만 했던 탈모가 점점 머리 전체로 진행되면서 윤기 있는 머리카락이 모두 빠져 버렸다. 2년 동안 스트레스와 화병을 안고 산 대가였다.

'화병(hwa-byung)'은 미국정신의학회에 우리말로 등재되어 있을 정도로 대한민국 특유의 독특한 병으로 인정받았다. 그러나 화병은 우리나라 사람들에게서 많이 나타나는 것일 뿐 세계적으로도 화병을 앓는 사람들은 어디에나 존재한다. 화병을 가진 사람들은 대개 비슷한 증상을 호소한다. "가슴이 두근거리고 벌렁벌렁해요.", "가슴이 짓눌린 것처럼 답답하고 숨이 막혀요.", "목에 무언가 걸린 듯해요.", "두통과 어지러움을 느껴요.", "하루에도 몇 번씩 열이 오르락내리락해요. 심할 때는 가슴에서 얼굴까지 열이 꽉 차 있어요."라고 말한다.

화병이 있는 사람들은 하루에도 수차례 신경질과 짜증이 올라오고, 불안과 우울함, 초조감을 느낀다. 한숨을 잘 쉬고 무기력감에 빠지기도 한다. 화가 올라올 때는 쉽게 잠들지 못 해서 불면에 시달리며 뒷골이 당기면서 뻣뻣해짐을 느낀다. 스트레스가 극에 달하면 귀가 안 들리거나 눈이 보이지 않는 극도의 상황을 맞이하는 것이 바로 화병이다.

화병을 일으키는 원인은 다양하다. '참는 것이 미덕'이라는 생각으로 감정을 억누르다가 화병으로 발전하는 경우가 많다.

직장에서 상사나 부하가 주는 스트레스, 고된 업무 강도, 시댁이나 남편 혹은 자녀와의 갈등, 학업 스트레스, 학교에서 당한 왕따 경험 등 화가 치미는 경험을 장기간 억누르다가 화병이 일어난다.

화병은 시기심이나 질투심, 나 중심의 일방적 사고 등 자신의 성격으로 인해 발생하기도 한다. '사촌이 땅을 사면 배가 아프다'라는 말처럼 누군가 잘나가는 것을 보면 혼자서 질투심에 불타올라 부들부들 떨다가 결국 화에 이르기도 한다. 때로는 '나는 맞고 상대방은 무조건 틀리다'라는 생각으로 상대방을 바꾸려 하고 반복되는 갈등과 다툼을 겪다가 화병을 앓기도 한다. 한의원 내에서도 갑자기 화병이 일어나는 환자로 인해 당황스러울 때가 있다.

"원장님, 저 요즘 기운이 없어요. 그래서인지 무릎이 아프고 걸을 때도 불편해요."

환자는 서글서글한 성격에 체격이 좋은 여성이었다. 환자와 상담을 하고난 후 진맥을 했는데 속에 화가 꽉 차 있었다.

"예전에 스트레스를 심하게 받으셨네요."

이 한마디에 그녀는 다짜고짜 옆에 앉아 있던 친구에게 쏘아붙였다.

"내가 너 때문에 3년 전에 엄청 열받고 화났었던 거 알아? 내가 3년 동안 참고 있다가 이제 하는 말인데 너 어쩜 나한테

그럴 수 있어? 우리 시간 날 때마다 친구들끼리 서로의 집에 모여서 즐겁게 보냈었잖아. 그런데 언제부터인가 나만 쏙 빼놓고 너희들끼리만 몰려다니면서 놀더라. 어떻게 나한테 전화 한 통화, 오라는 소리 한마디를 안 할 수가 있어? 네가 그러고도 친구야?"

그녀의 목소리는 격양되어 있었고 점차 커지기 시작했다. 환자는 분에 못 이겨서 잠시 말을 끊었다가 다시 이어나갔다.

"내가 정말 그때는 머리꼭지가 돌고 울화가 치밀어서 밤마다 잠을 못 잤어. 잠을 자려고 하면 가슴이 답답하고 열이 뻗쳐올라서 몇 달 동안이나 잠을 못 자고 시달렸어. 내가 오죽했으면 수면제까지 먹었겠니? 너 정말 그러는 거 아니다."

열변을 토하는 동안 그녀의 눈은 터져나갈 듯했고 숨이 가빠지면서 어깨를 들썩이며 씩씩거렸다. 그동안의 서러움과 화를 한꺼번에 폭발시킨 그녀는 감정을 추스르지 못 하고 눈물까지 흘렸다.

화병은 언제 폭발할지 모르는 활화산과 같다. 화병이 있는 사람들은 가슴속에 불을 끌어안고 살면서 조그만 자극에도 억눌렀던 감정이 쉽게 폭발한다. 화병이 쌓여 있는지 스스로 체크해 보는 방법이 있다. 바로 '전중혈'을 눌러보는 것이다. 전중혈이란 몸의 앞면 정중앙선과 양쪽 유두 사이의 교차점을 말한다. 화병 환자들의 대다수는 전중혈을 누르면 비명을 지르거나 아파서 뒹굴기까지 한다.

적외선 체열기로 화병 환자들을 찍어보면 위는 빨간색, 아래는 파란색으로 나온다. 바로 '상열하한' 증상이다. 등의 위, 아래 체온이 현저하게 차이가 나는 것이다. 상열하한이란 이처럼 위쪽은 뜨겁고 아래쪽은 차가운 증상을 가리킨 말이다.

화병의 화(火)는 열, 불꽃을 나타낸다. 불꽃은 모든 것을 태우며 뜨거운 열기가 위로 올라가는 성질을 띤다. 마찬가지로 인체에 화가 있으면 열로 인해 정신이 혼미하고 경련을 일으키기도 한다. 상부에 열이 몰림으로써 가슴이 답답해서 어찌할 바를 모르고, 때로는 피부가 가렵거나 붓는 증세를 보이기도 한다.

극심한 열, 상체에 몰린 열은 상체에 독소를 만들어낸다. 상부에 열이 있는 사람은 수분과 진액이 말라서 자꾸만 목이 마르고 차가운 물을 벌컥벌컥 들이킨다. 입안이 자주 헐고 심하면 혀가 타는 듯한 통증을 느끼기도 한다. 얼굴은 점차 붉어지고 눈은 건조하고 쉽게 충혈되면서 가려워진다. 때로는 열이 혈액을 넘치게 함으로써 출혈이 일어나기도 하고 '피를 말린다'는 표현처럼 혈액이 말라서 어지러움을 느낄 때도 있다. 열이 상부에 몰릴수록 하초는 더욱 차가워진다. 하초를 따뜻하게 덥혀주어야 할 열이 상체로 몰렸기 때문이다. 차가워진 하초 역시 독소를 만든다. 가슴에 열이 쌓여 뜨거워질수록 아랫배와 생식기는 점점 차가워지고 차가워진 부위에서는 통증이 유발된다. 따뜻해야 할 소화기관은 열이 부족해서 소화, 흡수 능력이 떨어지고, '제2의 뇌'라고 불리는 장도 차가워져서 배설능력까지 저하된다.

배설되지 못한 대변에서 나오는 가스와 독소가 인체에 쌓이고 여기에 가슴의 열기까지 더해지면 인체는 열기로 가득 찬 거대한 용광로가 된다. 가만히 있어도 답답해서 미칠 것 같은 폭발 직전의 용광로가 되어버리는 것이다.

뜨거운 용광로를 식히는 방법은 간단하다. 외부에서 공급하는 열을 차단하거나 용광로 안의 뜨거운 쇳물을 빼내는 것이다. 외부 열을 차단한다는 것은 스트레스가 건강을 파괴하는 것을 막는 것이다. 사람은 누구나 스트레스를 겪고 산다. 하지만 비슷한 상황이 누군가에게는 병이 되고 누군가에게는 병이 되지 않는 것은 대응방식에 차이가 존재하기 때문이다.

화병을 가진 사람들은 마음속에 스트레스를 일단 눌러 담고 연이어 상황을 곱씹는다. 해명도 못하고 반격도 못한 데 대한 억울함 때문에 자꾸만 상황을 떠올리고 반추하는 것이다. 상대방을 끊임없이 원망하며 생각을 끊어내지 못한다. 그러므로 화병을 가진 사람들은 반복해서 과거를 떠올리는 행위를 멈추고 재빨리 다른 생각으로 화제를 전환하려는 노력이 필요하다.

용광로 안의 뜨거운 쇳물을 빼낸다는 것은 바로 인체 내 독소를 제거하는 것이다. 용광로에는 순수한 쇳물만 있는 것이 아니다. 뜨거운 쇳물에서 생성되는 열기, 쇳물에 섞여 있는 불순물들, 불똥, 연기와 매캐한 냄새 등이 함께 존재한다. 이때 필요한 것은 불순물을 걸러주고 환기 시설을 마련해서 연기와 냄새가 잘 빠져나가게 만들어 주며 바닥에 쌓인 불똥을 청소해 주는 것이다.

마찬가지로 인체도 화로 인해 각종 독소가 쌓인다. 뜨거운 열기와 열기가 태우는 잔재들이 존재한다. 이로 인해 인체는 가슴이 답답한 증상, 불면증, 가려움증, 소화 기능의 저하, 대변과 소변의 이상 등 독소로 인한 이상반응들이 나타난다. 그러므로 열기는 차갑게 식히고 노폐물과 독소는 제거하는 것이 필요하다.

많은 사람들이 화병을 대수롭지 않게 여기며 살아간다. 화병이 만들어내는 독소의 심각성을 인지하지 못한 채 하루하루를 살아간다. 건강이 망가지고 있는데도 불구하고 단지 어제는 힘이 없었고 오늘은 체력이 떨어져서 기분이 우울하다고 가볍게 여길 뿐이다. 가슴속에 끓어오르는 용광로를 담아두고 뜨거운 용광로 안으로 몸이 빨려 들어가는 데도 불구하고 심각성을 깨닫지 못하는 것이다.

용광로에 열기가 가득 차면 결국 폭발할 수밖에 없다. 용광로가 폭발하면 원래 모습은 사라지고 잔해만이 남는다. 인체 역시 정상적인 열기가 없어지고 비정상적인 열기와 한기, 독소들이 인체를 점령하는 것이다. 화는 눈에 보이지는 않지만 계속해서 내 몸을 태운다. 그러므로 화병을 잘 다스릴 수 있는 지혜가 필요하다.

스트레스를
효과적으로 관리하라

사람이 무엇인가 즐거운 생각을 하고 있을 때는
기억력도 좋아지고 정신적인 긴장도 풀어진다.

마거릿 코베트

"허리를 펴기 힘들어서 치료받으러 왔습니다. 아침까지만 해도 괜찮았는데 오후부터 갑자기 허리가 펴지지 않아요."

40대 후반의 환자는 원장실에 들어와 앉지도 못한 채 구부정한 허리로 책상 모서리를 붙잡고 말했다. 하지만 진찰 결과 근본적인 원인은 허리가 아닌 독소가 쌓인 속병에 있었다. 속병 치료로 방향을 잡고 그녀에게 말했다.

"지금 진찰해 보면 장기간 받은 스트레스로 인해 체내에 독소가 많이 쌓여 있어요. 지금 허리 아픈 것도 스트레스로 인한 독소와 관련이 있고요. 그래서 오늘은 허리보다는 속병을 먼저 치료할 거예요."

"저는 살면서 스트레스를 받은 적이 거의 없는데요?"

허리를 치료할 것으로 예상했는데 속병을 치료한다고 하자 그녀는 의아하다는 듯이 물었다. 속병 치료가 끝난 후 커튼을 열자 그녀는 환자용 침대에 누운 채 조용히 눈물을 흘리고 있었다.

"무슨 일이세요? 치료받다가 어디 아프셨어요?"

"아니에요. 원장님이 저보고 스트레스를 많이 받았다고 하셨잖아요. 저는 제가 그런 적이 없다고 생각했어요. 그런데 지난 세월을 돌이켜 보니 제가 스트레스를 엄청 받았더라고요. 시어머니와 함께 살면서 시집살이에 남몰래 눈물도 흘리고, 지금 제가 40대 후반인데 돈도 벌어야 해서 얼마 전까지 무리하게 일하다가 몸도 많이 망가졌거든요. 원장님이 말씀해 주시니까 이제야 생각났어요."

한의원에 오는 분들은 처음에는 목, 어깨, 허리, 무릎, 타박상 등으로 내원하는 경우가 많다. 하지만 환자들의 면면을 들여다보면 장기간 지속된 스트레스로 인해 이미 체내에 많은 독소들이 쌓여 있는 경우가 많다. 그럴 때 나는 치료법을 바꾼다. 허리가 아프다고 해서 허리를 치료하는 것이 아니라 독소가 쌓인 곳을 알아내어 독소를 제거하는 능력을 키울 수 있도록 도와주는 것이다.

"저는 차분하고 무던한 편이라서 스트레스는 안 받아요."

"항상 즐겁게 살려고 노력해요."

"외향적이고 쾌활한 성격이라서 스트레스와는 거리가 멀어요."

스트레스를 어떻게 관리하는지 질문하면 자신은 스트레스와는 거리가 멀다고 부정하는 사람들이 많다. 성격이 좋아서 기분 나쁜 일은 툭툭 털어버리고 빨리 잊어버린다고 말한다. 어떤 이들은 내성적 혹은 소심한 사람들이나 스트레스로 힘들어하는 것이라면서 이해할 수 없다는 반응을 보이기도 한다. 이들의 이면에는 자신은 대범한 사람이므로 스트레스가 미치는 영향력 밖에 있다고 여긴다. 또한 스스로를 스트레스에 취약한, 나약한 사람임을 알리고 싶지 않아 반대로 스트레스를 안 받는다고 말하는 것이다.

스트레스에는 좋은 스트레스와 나쁜 스트레스가 있다. 좋은 스트레스란 당장은 부담스럽지만 적절한 긴장을 유발해서 자극과 변화를 유도하고 새로운 도전을 일으키는 스트레스이다. 반면 나쁜 스트레스란 불안한 마음이나 우울감을 일으키며, 의욕을 저하시켜서 건강까지 파괴하는 것을 말한다.

동의보감에 의하면 사람은 '희노사우비공경(喜怒思憂悲恐驚)'의 7가지 감정을 갖고 있다. 7가지 감정이란 기뻐하고, 화내고, 생각하고, 근심하고, 슬퍼하고, 두려워하고, 놀라는 감정이다. 이러한 감정이 지나치면 병으로 진행되어 '칠기(七氣)'가 된다.

"화내면 기(氣)가 올라가고, 기뻐하면 기가 이완되고, 슬퍼하면 기가 사그라지고, 두려워하면 기가 내려가고, 추우면 기가 수축되고, 더우면 기가 빠져나가고, 놀라면 기가 혼란해지고, 과로하면 기가 소모되고, 생각이 지나치면 기가 맺힌다."

스트레스는 인간이 갖고 있는 7가지 감정에 영향을 미친다. 내 건강이 스트레스를 받아들일 수 있는 범위 내에 있으면 스트레스는 건강에 많은 영향을 미치지 못한다. 그러나 단기간에 허용 범위를 넘는 극도의 스트레스를 받거나 허용범위 이하라 하더라도 장기간에 걸쳐 지속적으로 압력과 스트레스를 받는다면 모두 독소를 유발해 건강을 해치게 된다. 예를 들어 직장에서 상사가 유독 자신에게만 엄격하거나 업무와 관련 없는 일로 트집을 잡는 일이 계속된다면 처음에는 참고 지나갈 수 있다. 하지만 3개월을 지나 6개월 이상 지속되면서 상사만 보면 화가 나고 피하고 싶을 때가 생긴다. 상사를 보기만 해도 가슴이 두근거린다거나 밥 먹은 것이 얹히기 시작했다면 이것은 스트레스가 인체 건강을 무너뜨리기 시작했으며 체내에 독소가 쌓였음을 의미하는 신호이다.

스트레스를 받았는지 스스로 체크하는 방법이 있다. 심장이 두근두근 혹은 벌렁벌렁하거나 뒷목이 당기거나, 눈이 충혈되거나, 한 가지 생각이 자꾸만 머릿속에 떠올라서 맴돈다든지, 불면으로 잠자는 것이 힘들어지거나 꿈을 많이 꾸어서 수면 후에도 피로감을 느낀다면 스트레스로 인해 건강이 무너지고 있는 것이다. 또한 그 사람을 볼 때마다, 그 일을 할 때마다 싫은 감정이 올라오거나 피하고 싶은 마음이 들고, 스트레스를 받은 후 설사나 변비가 생기고 밥 먹으면 체하기 쉽고, 머리가 지끈지끈하거나 끈으로 조이는 듯한 두통이 발생하고, 피부가 가렵고 먹고 싶은 욕구가 증가하는 것 모두 스트레스가 건강을 파괴하고 있다는 신호이다.

스트레스를 주는 요인들은 의외로 다양하다. 마음에서 원하지 않는 일을 하는 것, 듣기 싫은 말을 계속 듣는 것, 친구나 주위 사람들로부터 왕따를 당하는 것, 체력을 넘어서 지속되는 과로, 휴식을 취해도 풀어지지 않는 피로감, 무방비 상태에서 깜짝 놀라는 것, 한 가지 생각을 떨쳐 버리지 못 하고 곱씹는 것, 상실감에 빠져 슬퍼함이 지나치는 것 등 미처 생각지 못한 요인들이 많다. 많은 사람들이 각자의 방법으로 스트레스를 푼다. 먹는 것으로 스트레스를 풀기도 하고, 잠을 자기도 하며, 열심히 신체를 움직여 운동하기도 한다. 이 중 가장 안 좋은 방법은 과다한 음식 섭취를 통해 스트레스를 해결하는 것이다. 단순히 요즘 들어 식욕이 늘었다고 생각할 뿐 스트레스 때문이라고는 생각지 못 한 채 위장에 마구 음식을 채워 넣는다. 소화 능력의 부족으로 먹고 체하기를 반복하면서도 입에서 당기는 대로 모두 집어넣음으로써 독소가 증가하는 결과를 야기한다. 그렇다면 어떻게 해야 올바르게 스트레스를 풀 수 있을까?

첫째, 몸을 움직인다. 적절한 운동은 정신을 건강하게 만든다. 정신적으로 스트레스를 받는 사람일수록 신체를 움직여 주어야 한다. 몸을 이완시키고 천천히 산보를 하거나 가볍게 산책하는 것도 좋은 방법이다.

둘째, 사고를 빨리 전환한다. 나를 힘들게 하는 사람이나 사건 등이 머릿속에서 계속 떠오른다면 초기에 빨리 사고를 전환시켜야 한다. 즐거운 장면, 기분이 좋아지는 일, 유쾌한 유머 등을 생각하며 기분이 나쁜 상태에서 좋은 상태로 재빨리 변환시켜야 한다.

셋째, 충분한 수면 시간을 확보한다. 인간은 자는 동안 기억을 리셋하고 간에서 피로를 회복한다. 스트레스는 피로를 유발하고 우리 몸을 지치게 만든다. 이때 충분히 잠을 자면서 스트레스가 만든 피로를 회복하도록 만들어야 한다.

넷째, 담백한 음식을 먹는다. 스트레스를 받을수록 평소에 절제했던 음식들이 더 먹고 싶어진다. 맵고, 짜고, 기름지고, 차가운 음식들이 더 당기는 것이다. 그러나 이런 음식들은 위장을 망가뜨리고 나아가 독소를 만들어내는 음식임을 알아야 한다.

복잡하고 바쁘게 돌아가는 사회에서 스트레스는 피할 수 없다. 적절한 스트레스는 나를 발전시키지만 지속적이고 강도 높은 압박은 나쁜 스트레스로 작용해 인체의 기혈 순환을 무너뜨린다. 즉 우리 몸의 순환계, 면역계, 소화기계, 내분비계 등이 정상적인 기능을 수행하지 못하게 만들고 해독 기관을 무력화시키는 것이다. 생성된 독소들은 혈액을 타고 체내 곳곳에 퍼지면서 통증을 야기하거나 질병을 일으킨다.

긴장과 압박이 내 몸을 팽팽히 조이지 않게 하는 방법은 간단하다. 신체의 움직임, 사고의 전환, 충분한 수면 시간 확보, 담백한 음식을 섭취하면 건강을 지키고 독소를 무력화시킬 수 있다. 스트레스를 효과적으로 관리하는 방법은 바로 이 네 가지 원칙을 습관화하는 데 달려 있다.

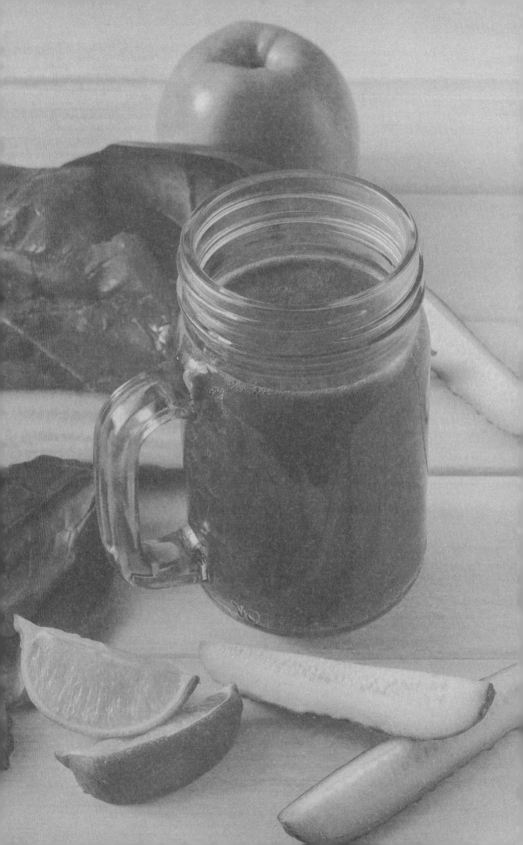

PART 3

독소 빼는
7주 디톡스
건강법

1주 차_
내 몸이 보내는 신호에 집중하기

귀 기울여 들어준다면
우리 몸은 우리에게 분명하고 구체적으로 얘기한다.
삭티 거웨인

'구름은 비의 신호다.'

징조를 보아 다음에 올 일을 예측할 수 있다는 아프리카의
속담이다. 안개가 끼면 햇살이 활짝 비출 것을 알고, 바람이 서
쪽에서 불면 비가 올 것을 알고, 겨울의 한파가 매서우면 다음
해 농사가 풍년이 들 것을 미루어 짐작할 수 있다.

징조란 어떤 일이 일어날 기미를 뜻한다. 징조는 발생할 문
제를 알려주고 문제를 해결하라고 보내는 신호이며 경고등과도
같은 역할을 한다. 경고 신호는 외부 사물에만 있는 것이 아니
다. 우리 몸도 매순간 신호를 보내고 있다. 이 신호의 의미를 파
악하고 잘 읽어내면 건강을 지킬 수 있다. 하지만 경고음이 켜

지는데도 불구하고 인식조차 못하면 결국 건강을 잃게 된다.

"저 오늘 등이 찢어지는 것처럼 아파요. 숨쉬기도 힘들 정도로 너무 아파요. 등 좀 치료해 주세요"

두 달 만에 내원한 환자는 등 통증 때문에 거의 울먹이기 직전이었다. 그녀는 처음 내원했을 때부터 등이 찢어질 듯이 아프다며 오로지 등만 치료해 달라고 했다. 하지만 진단 결과 통증의 원인은 등이 아니라 인체 내부 장기에 있었다. 진단 내용을 설명해 주었지만 환자는 곧이듣지 않았다.

많은 환자들은 우선 당장 아픈 곳을 치료해 주기를 바란다. 급한 것을 먼저 치료하는 것은 맞다. 하지만 근본적인 치료를 하지 않으면 몸에 다시 독소가 쌓여서 통증을 유발하기 때문에 반드시 근본적인 치료가 필요하다. 그러나 그녀는 등이 편안해지면 몸도 편안해질 거라는 생각에 1~2개월에 한 번씩 나타나 등만 치료받고 사라졌다. 우선은 그녀의 바람대로 등을 치료하고 돌려보냈다. 하지만 마음속에서는 안타까움이 쏟아졌다. 곧 다시 아파질 것을 알기 때문이었다. 역시나 그녀는 다음 날 다시 한의원에 나타났다.

"원장님 말씀대로 등이 문제가 아닌 것 같아요. 전에는 등을 치료하고 가면 편안했는데 이제는 한계가 왔나 봐요. 집에 가서도 계속 아프더라고요."

"처음 오셨을 때부터 독소를 없애는 속병 치료를 해야 한다고 말씀드렸잖아요. 지금 등이 찢어질 듯이 아픈 것은 위장이 안 좋기 때문이에요. 위가 무력해서 음식물이 들어와도 담아두기만 하는 상태예요. 소화는 안 되는데 자꾸 먹기만 하니까 위장이 상하좌우로 팽창해서 등이 아픈 거예요. 위장의 독소를 빼고 위장 기능을 되살려야 등이 편안해지는 거예요."

그제야 그녀는 사실을 털어 놓았다. 그녀는 어릴 때부터 자주 체했다. 중고등학교 때는 가스활명수를 한 박스씩 사다 놓고 마실 정도로 상황은 심각했다. 음식을 섭취하고 체하고 소화제를 먹는 생활의 반복이었다. 성인이 되어서도 체한 것이 내려가면 그만이라는 생각으로 약국에서 산 소화제를 먹으면서 하루하루 버텨 나갔다. 그러다가 등이 찢어질 것 같으면 가끔씩 한의원에 내원해 치료받고 사라질 뿐이었다. 오랜 시간이 지나서야 속병 때문임을 깨달은 그녀는 결단을 내리고 당장 위장 디톡스를 시행했다. 시간이 지난 후 디톡스가 끝나자 환한 얼굴로 말했다.

"이제 등이 안 아파요. 속을 치료했는데 등이 편안해지다니 신기하네요."

많은 사람들은 "작년까지만 해도 이렇지 않았는데 올해 들어서 갑자기 체력이 떨어졌어요.", "소화 능력이 좋았었는데 언

제부턴가 갑자기 안 좋아졌어요."라고 말한다. 하지만 '갑자기'
란 없다. 이미 수개월, 수년, 수십 년 전부터 장부 기능이 떨어지
고 몸에서 경고신호를 보내고 있음에도 불구하고 미처 알아채
지 못했을 뿐이다. 건강을 지키기 위해서는 인체가 보내는 신호
에 귀를 기울여야 한다. 예를 들어 트림을 하거나 방귀를 뀌고,
신물이 올라오거나 하루 종일 아무 것도 먹지 않아도 배고픔을
느끼지 못 하는 것은 모두 소화기능이 떨어졌다는 신호들이다.
혹은 밥 먹고 졸음이 쏟아지는 것, 최근 들어 몸무게가 증가하
는 것, 배가 나오거나 뱃살이 찌는 것 역시 소화능력의 저하를
나타내는 신호들이다.

탄산음료나 과도하게 매운맛이 당기는 것 역시 위장이 활발
하게 움직이지 않는다는 신호이다. 탄산음료를 마시고 나면 트
림을 하면서 속이 시원해지는 경험을 한 적이 있을 것이다. 탄
산이 구강 밖으로 나오면서 정체된 위장을 밀어올리고 움직이
도록 만들어 주기 때문에 소화기능이 안 좋은 사람일수록 자꾸
만 탄산음료를 마시려고 하는 것이다. 또한 매운 닭발, 매운 고
추, 매운 양념 등을 과도하게 즐겨먹는 사람들이 있다. 매운 것
을 먹으면 입에서 불이 나면서 침이 고이기도 하고, 몸이 더워지
면서 얼굴, 목과 등에 땀이 나기도 한다. 매운맛은 뭉친 것을 흩
어줌으로써 기운이 돌게 하고 촉촉하게 적셔주는 역할을 하기

때문이다.

　매운맛을 즐기는 사람들은 자신의 위장 능력이 좋아서 매운 것을 잘 먹는 줄 알지만 실상은 반대인 경우가 많다. 즉 소화능력이 좋지 않은 것이다. 위장 기능이 무력하기 때문에 매운맛으로 뭉친 기운이 잠시나마 뚫리면 소화가 되는 것처럼 느껴지므로 자꾸만 입에서 당기는 것이다. 이외에도 인체가 보내는 신호는 다양하다.

　체내에 생기는 물혹, 염증, 석회, 결석, 용종, 근종 등도 인체가 건강에 주목해 달라고 보내는 신호들이다. 주위에서 "앞집 엄마는 위에서 용종을 2개 떼어냈대." 혹은 "뒷집 아저씨는 대장에서 용종을 5개나 떼어냈대."라는 말들을 심심치 않게 듣곤 한다. 검진 후 용종이 있다는 진단을 받으면 불안해하고 용종을 제거하고 나면 건강이 모두 회복된 것처럼 안도하는 사람들이 있다. 용종을 떼어낸 것은 중요한 것이 아니다. 노폐물만 제거했을 뿐 건강해진 것은 아니기 때문이다.

　중요한 것은 몸에 무언가 '생겼다'는 것 자체가 이미 건강에 이상이 발생했음을 나타내는 것이다. 물혹이 생기거나 염증이 발생하거나, 석회가 쌓였거나 용종이 발생한 것 모두 인체의 기혈순환이 원활하지 않고 독소가 쌓였다는 증거들이다. 이들의 '개수가 증가'하는 것, '크기가 커지는' 것, '발생 빈도가 증가'하는 것 모두 건강이 악화되고 있다는 신호임을 알아야 한다. 우리 몸은 이상이 발생하면 경고 신호를 보낸다. 그러나 나이가 어리고 젊을수록, 건강에 자신이 있을수록, 체력이 튼튼했던 사람일수록, 남성일수록 인체가 보내는 경고 신호를 무시하는 경향이 많다. "나는 젊으니까.", "나는 체력이 튼튼하니까."라는 자만심에 도취되어 건강을 회복할 시기를 놓쳐 버린다. 결국 병이 다 진행된 후 쓰러지고 나서야 뒤늦은 후회를 한다.

인체는 한 번 망가지면 회복하는 데 오랜 시간이 걸린다. 인간의 몸은 우리가 생각하는 것보다 훨씬 강하고 튼튼하다. 그 튼튼한 기관들이 경고음을 내기까지는 이미 오랜 시간에 걸쳐 기능이 떨어지고 고장 났음을 알아야 한다. 이제부터라도 인체가 보내는 경고 신호에 집중해야 한다. 건강에 이상이 발생했음을 의미하는 신호들을 기억했다가 일치하는 점이 있으면 빨리 건강을 바로잡아야 한다. 건강을 지키는 것은 어렵고 잃는 것은 쉽다. 디톡스의 시작, 그것은 바로 내 몸이 보내는 신호에 주목하는 것이다.

2주 차_
생활 습관 바꾸기

고통이나 질병이 심각할수록 과감한 변화가 필요하다.
나쁜 습관 고치기, 새로운 좋은 습관 들이기 등과 같은.

피터 맥윌리엄스

'처음에는 우리가 습관을 만들지만 그 다음에는 습관이 우
리를 만든다.'

영국의 시인이자 극작가인 존 드라이든이 남긴 말이다. 습관
은 같은 상황에서 반복적으로 하는 행동이자 자동적으로 발생
하는 반응이다. 좋은 습관은 조기에 형성하고 나쁜 습관은 빨
리 버리는 것이 좋다. 하지만 건강에 대해서만큼은 무엇이 좋고
무엇이 나쁜 습관인지 정확히 모르는 경우가 많다. 나쁜 습관
을 갖고 살다가 결국 질병에까지 이르는 것을 가리켜서 '생활습
관병'이라고 한다.

생활습관병이란 식습관, 음주, 흡연 등의 생활습관이 질병의

발생에 관여하는 질환군을 말한다. 당뇨병, 위장병, 고혈압, 고지혈증의 대부분은 잘못된 생활습관에서 기인한다. '성인병', '생활습성질환', '라이프 스타일 관련병', '문명병' 등 나라마다 사용하는 용어는 다르지만 그 중심에는 '생활습관이 독소를 발생시키고 결국 질병을 일으킨다'고 인식하는 것이다.

의식주를 포함한 모든 생활방식이 독소 생성에 영향을 미친다. 무엇을 먹는가, 어떻게 먹는가, 어떻게 자는가에 따라 건강은 확연히 달라진다. 하지만 많은 사람들은 자신이 먹고 자던 대로 살 뿐이다. 독소를 멀리 하는 생활습관은 따로 있다. 자기만의 방식, 습관, 고정관념에서 벗어나야 독소를 물리칠 수 있다. 여기 건강을 유지하는 3가지 생활습관 비법이 있다.

첫째, 식사를 마치고 물은 적어도 2시간 후에 마신다. 국에 익숙한 한국 사람들은 국물이 없으면 밥을 먹지 못 한다. 밥상에 국이나 찌개가 올라가 있어야 밥다운 밥을 먹었다고 생각한다. 그래서 한 그릇의 밥과 한 그릇의 국, 여기에 각종 반찬을 위장에 밀어 넣는다.

식사가 끝나고 나면 다시 한 컵의 물을 벌컥벌컥 들이킨다. 후식으로 과일까지 먹고 나서야 식사를 마친다. 직장인들은 식사 후 습관적으로 커피숍에 들러 커피를 사 들고 대화와 산책을 즐긴다. 커피가 없으면 허전함을 느끼는 것이다.

물을 많이 마시는 습관은 위장에 부담을 주고 독소를 생성시킨다. 여기에서 물이란 단순히 마시는 물만 의미하는 것이 아니다. 국, 찌개, 과일이나 야채에서 나오는 수분, 커피, 음료수 모두를 포함한다. 그러므로 밥을 먹는 동안 국, 찌개, 반찬, 과일을 먹는 것만으로도 이미 많은 물을 먹는 셈이 된다. 여기에 물, 커피, 음료수까지 들이붓는 것은 위장으로 하여금 과부하가 걸리도록 만든다. 과다한 양의 음식이 유입되면 위장은 한껏 팽창되어 잘 움직이지 못하는 상태가 된다. 팽창된 위장에 과다한 액체까지 들이부으면 위장은 더 늘어나고 위액이 희석됨으로써 소화력은 저하된다.

식사와 동시에 많은 물을 먹는 것이 건강을 해치는 습관임을 깨닫는 계기가 있었다. 한의대에 다니는 동안 공부에 대한 스트레스와 책상 앞에 앉아 있는 시간이 증가하면서 소화가 안되기 시작했다. 트림과 신물이 올라오고 항상 명치와 배 속이 답답했다. 시간이 지날수록 신물이 넘어오는 횟수와 강도가 증가했다. 시도 때도 없이 신물이 올라왔다. 신물의 강한 산성이 뇌를 때리면 소스라치게 놀라며 온몸을 부들부들 떨 정도였다. 스승님께 여쭤보니 "국물은 먹지 말고 물은 식사 후 2시간이 지나서 마시라."라고 말씀하셨다. 하지만 여느 한국 사람과 다름없었던 나는 습관을 고치기가 쉽지 않았다. 국이나 찌개가 없으면 밥이 잘 넘어가지 않았고, 식사를 끝내고도 물을 마시지 않자 갈증이 나서 미칠 것만 같았다. 처음 2주일 동안은 식사 시간이 고역에 가까웠다. 그러나 건강해질 수만 있다면 힘들더라도 참아내야 했다. 우선 국은 건더기만 건져서 국물을 꼭 짜내고 먹었다. 마른 밥과 마른 반찬을 입안에서 꼭꼭 씹어 넘겼다. 식후 2시간 이내에는 물, 커피, 음료수를 일절 마시지 않았다. 갈증으로 힘들어질 때는 사과, 배 등 과일 반쪽만 먹어서 수분을 보충했다. 인내의 시간을 거치고 한 달이 지나자 신물이 올라오는 것이 훨씬 줄었고 속도 편안해졌다. 생활습관을 고치자 소화능력이 향상된 것이다.

둘째, 건강보조식품이 만능은 아니다. 모임에서 만난 박철민 씨는 자신의 건강 비법에 관해 이렇게 말했다.

"저는 건강관리만큼은 자신 있어요. 요즘 비타민이 부족한 것 같아서 종합비타민제를 챙겨먹고, 골다공증을 예방하기 위해서 칼슘제도 꼬박꼬박 챙겨 먹어요. 혈액이 맑아지도록 하기 위해 오메가3도 먹어요. 장이 좋아야 면역력도 높아진다고 해서 유산균을 하루도 거르지 않고 먹고 있어요. 지인이 추천해준 건강보조 식품들로 제 건강을 관리하고 있어요. 건강보조식품에 들어가는 비용만 한 달에 50만원이 넘어요."

그의 목소리에서 건강을 잘 관리하고 있다는 자신감이 흘러

넘쳤다. 어느 날 문득 한의원에 낯익은 얼굴의 환자가 들어왔다. 바로 그였다.

"원장님, 저 요즘 밤만 되면 몸이 방바닥으로 푹 꺼지는 것 같아요. 항상 주위가 빙빙 도는 것 같고 어지러움이 점점 심해지네요. 피곤도 심하게 느끼고요. 보조식품도 많이 먹고 있는데 왜 그런 거죠?"

하루에도 수많은 건강보조식품이 쏟아져 나오고 있다. 몸이 좋아질 것이라는 기대감에 부풀어 이것저것 닥치는 대로 복용하는 사람들이 많다. 한마디로 식품에 의지해 건강을 관리해 나가는 것이다.

건강보조식품은 말 그대로 건강관리를 도와주는 '식품'일 뿐이다. 독소를 제거하고 독소 재발을 막기 위해서는 건강보조제만으로는 부족하다. 건강 관리의 관건은 '어떠한 독소가 어느 장기에서부터 발생하는지 아는 것'부터 시작해야 한다. 다시 말해 진단이 정확해야 올바른 치료법을 선택할 수 있다.

혈액 속에 콜레스테롤이나 중성지방이 넘쳐나는데 혈당을 관리하는 당뇨약을 먹는다면 이는 건강을 해치는 것이다. 단지 어지럽다는 이유만으로 병의 원인이 어디 있는지도 모른 채 무조건 철분제를 복용하고, 비타민이 부족할 것 같다는 느낌만으로 비타민제를 복용하는 것은 어리석은 일이다. 또한 좋은 음식도 지나치면 건강에 해롭듯이 보조식품도 과량을 섭취하면 건강에 좋지 않다. 성분 간에 충돌을 일으키거나 영양소가 흡수되는 것을 방해할 수 있기 때문이다. 그러므로 이제부터라도 건강보조식품을 복용하면 건강이 지켜질 것이라는 생각은 내려놓아야 한다.

셋째, 상쾌한 수면을 위해서는 잠들기 위한 준비를 해야 한다.

수면은 단순히 잠만 자는 것이 아니다. 인간은 밤에 자는 동안 간에서 해독작용을 통해 피로를 회복한다. 자고 일어났는데 몸이 찌뿌둥한 것, 꿈을 많이 꾸거나 잠을 설쳤을 때 다음 날 하루 종일 피로한 것은 밤사이 간에서 해독작용이 충분히 이루어지지 않았기 때문이다.

수면이 힘들다고 호소하는 사람들이 늘고 있다. 그러나 이들을 자세히 살펴보면 잠을 자는 것과는 거리가 먼 행동을 하는 경우가 많다. 밤에 환하게 불을 켜놓고, 늦은 시간까지 텔레비전을 시청하며 라디오에서 흘러 나오는 음악 소리를 들으며 잠자리에 든다. 밤 10시가 넘었는데도 기를 쓰고 운동하는 것은 모두 수면을 방해하는 행동들이다.

잠이 들려고 하는 순간 음악의 하이라이트 부분이 흘러나오거나 텔레비전에서 불빛이 깜빡이면 깊은 수면에 들기 힘들어진다. 또한 환한 불빛은 뇌로 하여금 낮이라는 인식을 하게 함으로써 수면을 방해한다. 여기에 잠자리에 누워서 핸드폰으로 메시지를 주고받거나 늦게까지 컴퓨터 게임을 하면 잠이 들기가 더욱 어려워진다. 누구나 한 번쯤 경험해 본 적이 있을 것이다. 조금을 자더라도 푹 자고 상쾌하게 일어나기 위해서는 습관을 바꾸어야 한다. 잠을 방해하는 요소들을 모두 제거하고 숙면을 취하기 위한 준비를 해야 한다.

수명을 결정하는 것은 유전일까 혹은 생활습관일까? 바로 생활습관이 더 크게 좌우한다. '세 살 버릇 여든까지 간다'라는 말처럼 어릴 때 형성된 습관대로 죽을 때까지 살아간다. 좋아하는 음식, 즐겨 찾는 맛, 음식 섭취 방법, 건강보조제의 구매, 수면 방법 등 자신만의 습관과 방식이 존재한다. 중요한 점은 독소가 쌓이지 않도록 하는 '건강한 생활습관'은 따로 있다는 점이다. 올바른 습관을 알지 못 한 채 자신의 방식이 옳다고 여기고 나쁜 습관을 지속하면 결국 독소의 바다에서 허우적거릴 뿐이다.

나쁜 습관은 위장의 피로, 간의 피로, 심장의 피로 등 인체 장기들에 피로감을 유발하고 독소 생성을 촉진한다. 지금부터라도 독소를 물리치는 생활습관을 정확히 알고 습관을 바꾸어 실행에 옮기는 것이 필요하다.

3주 차_
디톡스로 몸 안의 독소 빼기

건강할 때 건강함을 지키는 것은 의외로 대단한 결단이 필요하다.

제러미 벤담

"끝까지 뻔뻔스럽게 앉아 있어서 오장육부가 뒤집어지는 줄
알았어."

텔레비전 프로그램 중 어느 드라마에서 어머니가 아들의 여
자 친구에게 헤어질 것을 요구하며 건넨 대사이다. '오장육부'라
는 말은 일상생활에서 흔히 쓰인다. 화가 머리끝까지 치밀었거
나 흥분이 가라앉지 않을 때 '오장육부가 뒤집어졌다'는 표현을
사용한다.

오장(伍臟)이란 인체 장기 중 간·심·비·폐·신을 말하고 육
부(六腑)란 담·위·소장·대장·방광·삼초를 말한다. 생활 속에서
자주 쓰이는 말이지만 한의원 내에서 '오장육부'와 '독소'의 관계

144

를 설명해 주면 환자들의 반응은 두 가지로 나뉜다.

"처음 들어보네요. 자세하게 설명해 주셔서 감사합니다."라는 반응과 "쳇!"하고 무시하며 고개를 돌린다. 고개를 돌리는 사람들은 '나는 검진 결과 모두 정상으로 나왔어요. 그러므로 당신이 하는 말은 더 이상 듣고 싶지 않아요'라고 생각하는 사람들이다.

검진 결과가 정상으로 나왔다고 해서 정말 오장육부가 독소 하나 없이 깨끗한 것일까? 실제로는 그렇지 않다. 예를 들어 위내시경을 받은 후 검진의로부터 "정상입니다."라는 판정을 받으면 대부분 안심하고 살아간다. 그러나 검사 후에도 사람들은 여전히 불편한 증상을 겪는다.

식사 후 졸음이 쏟아지고 조금만 먹어도 더부룩함을 느끼며 아침에 식사하고 나면 점심, 저녁이 될 때까지도 배고픔을 느끼지 못한다. 또한 장에 가스가 차서 복부 팽만감을 느끼거나 배에서 꾸르륵 소리가 나며 때와 장소를 가리지 않고 나오는 방귀에 당혹감을 감추지 못한다. 잦은 트림과 갑작스럽게 올라오는 신물에 화들짝 놀라지만 그냥 그러려니 하고 지나가는 경우가 많다.

열거한 증상들은 모두 소화 기능이 안 좋다는 신호들이다. 소화 기능이 저하되어서 음식물의 소화, 흡수에 이상이 발생하고 독소가 생기고 있다는 신호들이다. 즉 소화 기능을 회복해

달라고 내 몸이 나에게 보내오는 신호들이다. 그러므로 검진 후 "정상입니다."라는 말은 검진기계로는 아직까지 눈에 보이는 염증, 용종, 궤양, 암 등이 발견이 안 됐을 뿐이지 "지금 당신의 오장육부 기능이 정상입니다"라는 것을 의미하지는 않는 것이다.

"무릎이 안 좋아서 왔어요. 5년 전부터 통증이 심해서 정형외과에서 주사도 맞아보고 여기저기 치료하러 다녀 보았는데 안 낫더라구요. 어떻게 치료해 주실 건가요?"

처음 내원한 40대 후반의 여성이 진료실 의자에 앉자마자 꺼낸 첫마디였다.

"무릎 이외에 어디가 불편하세요?"

"무릎 외에는 아픈 곳이 없어요. 전 건강해요. 그래서 무릎은 어떻게 치료하실 거냐구요!"

진료실에 들어온 지 1분도 지나지 않아 그녀는 날카로운 목소리로 다짜고짜 따지듯 물었다. 눈을 들어 천천히 환자의 모습을 살펴보았다. 혈색 없는 하얀 얼굴에 입 주변에는 누런색이 감돌았고 눈에는 핏발이 서 있었다. 의자에 기대앉은 모습이 한 눈에 보기에도 힘이 없어 보였다. 그녀가 안정을 차리도록 천천히 시간을 갖고 진단했다.

"미진 님은 위장기능도 떨어져 있고, 피로도 빨리 느끼고, 소변이나 귀에 문제가 생길 수도 있습니다. 별 것 아닌 말에도 순간적으로 짜증이나 화가 쉽게 올라오고 화를 내고 나서는 금방 후회할 거예요. 또 가끔씩 핑 돌고 어지러울 거예요. 스트레스에 취약해서 잘 체하고 아랫배도 차가운 상태예요. 이런 분들은 쉽게 우울해져요."

설명을 들으면서 그녀의 날카로웠던 눈매가 서서히 풀리기 시작했다. 고개를 끄덕이며 수긍했고 결국 그녀는 고개를 떨구면서 말했다.

"원장님 말씀이 맞아요. 저 요즘에 우울해요. 화도 잘 내구요. '안 그래야지' 하면서도 순간적으로 화가 폭발할 때가 있어요. '내가 왜 그랬을까' 후회도 하지만 스스로 절제가 안 돼요. 잠시 외출하고 집에 돌아오면 힘이 없어서 눕고만 싶어요. 소화도 안 돼서 잘 먹지도 못 하구요. 사는 게 힘드네요."

환자의 마음이 열리자 그녀에게 살짝 물었다.

"건강이 안 좋다는 것을 알았을 텐데 왜 저한테는 건강하다고 하셨어요?"

"어깨가 아프니까 줄곧 어깨만 치료하러 다녔었죠. 화내고 짜증내는 것이 제 성격이라고만 생각했을 뿐 건강과 관련이 있는 줄은 전혀 알지 못 했어요. 밥 먹고 구토는 안 하니까 소화기능도 좋은 줄 알았고요. 생각해 보니 요즘 들어서 어지럽기도 하고 귀에서 소리도 나네요. 그런데 원장님은 제 증상들을 어떻게 아셨어요?"

많은 사람들이 자신은 건강하다고 여기면서 살아간다. 체내에 독소가 쌓여 이상 반응들이 나타남에도 불구하고 전혀 인식하지 못 하는 것이다. 결국 독소가 인체를 잠식해서 갖가지 병이 생기고 건강이 망가진 뒤에야 치료하겠다며 병원을 찾아 나선다.

디톡스는 빠르면 빠를수록 좋다. 아이일수록, 젊을수록, 건강이 망가지기 전에 빨리 시행하는 것이 좋다. 한 번 건강이 망가지고 나면 회복하는데 오랜 시간이 걸리기 때문이다. 그러나 아이러니하게도 아이일수록, 젊을수록 독소 제거에 전혀 관심이 없다. 건강을 자부하기 때문이다. 여기 디톡스를 시행할 시기를 깨닫는 방법이 있다. 바로 '칠규(七竅)'를 통해서이다.

칠규란 얼굴에 나 있는 7가지 구멍으로 눈과 귀, 코에 각각 2개, 입에 1개가 존재한다. 이들은 각각 인체 내에 연관된 장기들이 있다. 현존하는 가장 오래된 한의학 서적인 《황제내경·영추》에서는 칠규와 오장과의 관계에 대해 이렇게 말하고 있다.

'오장(五臟)은 늘 내부에서 얼굴의 칠규(七竅)를 거느린다. 폐기는 코와 통하므로, 폐(肺)가 조화로우면 코가 냄새를 맡을 수 있다. 심기는 혀와 통하므로, 심(心)이 조화로우면 혀가 오미(五味)를 분별할 수 있다. 간기는 눈과 통하므로, 간(肝)이 조화로우면 눈이 오색(五色)을 분별할 수 있다. 비기는 입과 통하므로, 비

(脾)가 조화로우면 오곡(伍穀)을 분별할 수 있다. 신기는 귀와 통하므로, 신(腎)이 조화로우면 귀가 오음(伍音)을 들을 수 있다. 오장이 조화롭지 못하면 칠규가 통하지 않고, 육부가 조화롭지 못하면 혈기가 움직이지 않고 뭉쳐서 옹이 된다.'

오장육부는 체내에 존재하므로 육안으로 관찰할 수가 없다. 하지만 오장육부의 생리반응 및 병리현상은 모두 체외로 표현된다. 그러므로 체외에 나타난 현상을 관찰함으로써 인체 내 오장육부의 상황을 유추하고 판단할 수 있는 것이다. 한의학에서는 이것을 '장상학'이라 일컫는다.

내 몸에 나타나는 증상들은 하나도 허투루 흘려서는 안 된다. 그냥 단순히 나오는 증상이 아니기 때문이다. 코에 이상이 생기거나 호흡과 냄새 맡는데 문제가 생겼다면 폐 기능에 이상이 발생했음을 유추할 수 있다. 입 주변에 염증, 수포가 생기고 갑자기 식욕이 떨어지거나 입맛이 없어진다면 이는 비장에 문제가 발생했음을 의미한다. 또한 안구가 건조하고 눈에 충혈이 잘 일어나거나 시각 기능에 문제가 발생했다면 간 기능에 이상이 발생한 것이다. 청각에 문제가 발생해 귀가 울리거나 이명이 생긴다면 신장 기능에 문제가 생겼음을 유추할 수 있다. 그러므로 칠규에서 나타나는 반응들에 항상 주목하고 평소와 다른 증상들이 나타났다면 디톡스를 해야 할 시기라는 것을 빨리 알아채야 한다.

디톡스를 실시할 때 나타나는 반응들이 있다. 구취가 심해지고, 방귀를 더욱 자주 뀌고, 소변과 대변이 더 빈번해질 수 있다. 즉 냄새가 심해지고 양과 횟수가 늘어나는 것이다. 그러나 이는 내부에 있는 독소가 빠져나올 때 일어날 수 있는 자연스러운 현상이므로 너무 걱정하지 않아도 된다. 디톡스를 시행할 때 주의할 점이 있다. 장부 기능을 회복하기 위해서 음식 섭취량은 줄이는 것이 좋다.

디톡스를 하면서 장부 기능이 회복되면 입맛이 점점 좋아지고 먹는 양을 늘려도 모두 소화되기 시작한다. 하지만 이 시기를 가장 주의해야 한다. 음식을 소화시키는데 많은 에너지를 사용하면 어렵게 회복된 장부 기능이 다시 감소할 수 있기 때문이다. 디톡스를 통해 향상된 능력을 소화시키는 데 모두 쏟아부어서는 안 된다.

디톡스는 건강을 회복하기 위한 방법이다. 단순히 체중감량과 S라인을 만들기 위한 방법이 아니다. 내 몸이 건강해지면 군살이 빠지고 S라인도 생기기 마련이다. 건강을 지키는 방법은 바로 내 몸에서 일어나는 신호들에 주목하는 것이다. 가벼운 증상도 허투루 넘기지 말고 '칠규'에서 일어나는 증상들에 항상 관심을 기울여야 한다. 흔히들 세월이 무상하다고 말한다. 세월이 같은 자리에 있지 않고 빠르게 지나가듯이 건강 또한 제자리에 있지 않고 변화한다. 하루하루 지나갈수록 체력은 떨어지고 노화는 진행된다. 노화와 건강 사이에서 균형을 잃지 않기 위해서는 디톡스가 반드시 필요하다. 건강을 지키는 방법은 바로 디톡스를 실행할 시기를 아는 것에서부터 시작된다.

4주차_
하루 30분씩 걷기

약보(藥補)보다 식보(食補)가 낫고, 식보보다 행보(行補)가 낫다.
허준

한 농사꾼이 있었다. 집이 너무 가난해서 노동으로 하루를 근근이 살아 나갔다. 체력이 튼튼해서 다행히 건강에는 큰 문제가 없었다. 시간이 흘러 농사꾼은 경제적인 부유함을 얻었고 노동할 필요가 없게 되자 점점 살이 쪘다. 그러자 그는 원인 모를 갖가지 병에 시달리기 시작했다.

병을 잘 치료한다고 소문난 의원에게 찾아가 온갖 약을 먹어 보았지만 차도가 없었다. 백방으로 수소문한 끝에 이웃나라에 용한 의원이 있다는 말을 듣고는 편지에 자신의 증상을 자세히 적어 보냈다. 얼마 후 의원에게서 답장이 왔다. 거기에는 이렇게 적혀 있었다.

"당신의 몸에는 무서운 벌레가 살고 있습니다. 당신이 이 곳까지 찾아온다면 그 벌레를 없애고 병을 치료할 수 있습니다. 하지만 명심할 것이 있습니다. 마차를 타고 오면 몸속에 있는 벌레가 놀라 요동침으로써 당신이 죽을 수 있습니다. 그러니 꼭 걸어서 오세요."

편지에 적힌 대로 부자는 머나먼 길을 걸어서 의원을 찾아 갔다. 의원이 있는 곳에 도착한 순간 병이 나았고 약은 필요 없게 되었다.

걷기의 중요성을 말해주는 일화이다. 바쁜 현대인들은 두 발을 움직여 걷기보다는 엘리베이터, 에스컬레이터, 자동차에 몸을 실어 기계 장치들이 목적지까지 이동시켜 주는 것을 선호한다. 과거에 비해 걷는 양이 확연히 줄어들자 운동량이 모자란다는 생각에 현대인들은 헬스장을 찾는다. 하지만 헬스장에서의 운동만이 진정한 운동은 아니다. 런닝머신 위에서 비오듯 땀을 흘리고 무거운 벤치 프레스를 들어 올려야만 운동했다고 여기는 사람들에게 '걷기'란 우스워 보일 수도 있다. 그러나 걷기는 훌륭한 운동이다. 머리를 들어 올려 눈은 10미터 앞을 보고, 무릎을 쭉 펴고 발끝으로 걷는 '걷기'야말로 심박수와 출력량을 부드럽게 높여주는 효과적인 운동법이다. 걷기가 가져다주는 네 가지 장점이 있다.

첫째, 걷기는 소화 능력을 촉진시킨다.

환자들과 대화를 나누다 보면 의외의 대답에 놀랄 때가 많다. "식후에 졸리세요?"라고 물으면 "식사를 마치고 저는 항상 잠을 자요. 그런 잠이 달콤하더라구요."라거나 "누구나 다 식사 후에 졸린 거 아니예요?"라며 당당하게 이야기하기도 한다.

식후에 잠을 자는 것은 나쁜 습관이다. 위장에 음식물을 저류시켜서 위장 능력을 떨어뜨리고 노폐물들을 쉽게 만들어내기 때문이다. 식사가 끝난 후 졸립다면 눕기보다는 천천히 걷는 것이 좋다. 평소 속도보다 2배는 더 느린 속도로 천천히 걷는 것이다.

식후 30분이 지난 후에 걷는 것이 좋다. 그러나 식후에 쏟아지는 졸음을 감당하지 못 한다면 시간에 구애받지 말고 바로 일어나 천천히 걸어주는 것이 좋다. 누워 잠드는 것보다 일어나서 걷는 것이 소화를 촉진시키고 노폐물을 덜 생성하기 때문이다.

둘째, 걷기는 혈당을 관리하는 데 도움을 준다.

당뇨병은 인슐린의 분비가 부족하거나 췌장의 기능이 정상적으로 이루어지지 않아서 혈액 속에 포도당의 농도가 높은 질환이다. 몸을 이완시키고 천천히 걷는 산보는 부교감신경을 자극해 소화액과 인슐린의 분비를 촉진시킨다. 즉 걷기를 통해 혈당이 관리되는 것이다.

당뇨를 앓고 있는 사람들은 식후에 쏟아지는 졸음을 주체하지 못해 바로 누우려고 한다. 당뇨 환자들은 밥상에서 숟가락을 놓은 후 바로 일어나 걷는 것이 좋다. 이때도 역시 속도를 최대한 늦추고 천천히 걸어야만 한다.

미국 조지 워싱턴 대학교의 로레타 디피에트로 박사 등의 연구진들은 식후 가벼운 산책은 혈당이 과다하게 상승하는 것을 예방한다고 발표했다. 장시간 걷기보다 식사 후 15분 동안의 가벼운 워킹만으로도 혈당을 관리하는 데 도움이 되고, 당뇨병으로 진행되는 것을 막아주는 것이다.

셋째, 걷기는 뇌로 가는 혈류량을 증가시켜 우울증을 개선하는데 효과적이다.

2016년 보건복지부의 조사 결과에 의하면 우울증을 앓고 있는 사람이 60만 명을 넘어섰는데 이는 전체 국민의 1.5%를 차지하는 수치라고 밝혔다. 걷기는 우울증에도 특효약이다.

어느 날 20대 중반의 여성이 내원해 허리를 치료해달라고 요청했다. 목소리는 겨우 알아들을 수 있을 정도로 기어들어갔고 자신감이 없었다. 진맥을 하면서 "몸이 많이 힘드셨겠어요."라고 말하자 그녀는 눈물을 뚝뚝 흘리기 시작했다.

그녀의 사연은 어릴 때부터 겪은 아버지의 가정 폭력으로 인해 항상 정신적인 스트레스가 극에 달했고 아버지의 목소리만 들어도 심장이 벌렁거렸다. 대학교를 졸업하고 취직이 안 되자 허탈감과 무기력에 빠졌고, 병원에서 우울증이라는 진단을 받고 정신과 약을 복용 중에 있었다. 젊은 나이에 삶의 의욕이 모두 꺾인 그녀를 보니 안타까웠다.

"당장 밖에 나가서 하루에 30분씩만이라도 걸으세요. 집 안에만 있으면 더 우울해지고 번민에 빠져들어요. 햇빛을 쬐면서 밖에서 걸으세요."

2개월 후 그녀는 밝은 얼굴로 한의원에 나타났다.

"원장님 말씀대로 밖에 나가 30분씩 걷기 시작했어요. 처음에는 모자를 푹 눌러쓰고 마스크로 얼굴을 최대한 가린 채 나갔어요. 아무도 날 알아보지 못 하도록요. 그러다가 이건 아니다 싶어 마스크와 모자를 벗고 따뜻한 햇빛을 쬐면서 한달쯤 꾸준히 걷기 시작하니까 몸에 활기가 생겼어요. 우울증 약도 끊었구요. 이제는 일상생활이 즐거워졌어요."

걷기 시작하면 체내에서 엔도르핀이라는 항우울제가 분비되고 스트레스를 일으키는 호르몬인 코르티졸의 분비가 감소한다. 우울증을 앓는 사람들은 암페타민의 수치가 현저히 낮은데 암페타민이란 중추신경 전달물질로 중추신경을 자극해서 기분을 고양시키고 피곤감은 낮추고 의욕을 넘치게 만드는 물질이다. 걷는 운동은 뇌에서 암페타민이 활발히 분비하도록 만듦으로써 우울증을 감소시킨다.

넷째, 걷기는 독소를 제거하고 체중을 감량하는 데 효과적이다. 체중이 많이 나가는 사람들은 허리와 무릎, 발목에 과부하가 걸리므로 뛰는 운동은 좋지 않다. 관절에 무리가 가지 않으면서 보다 많은 칼로리를 소비하는 데 효과적인 방법이 바로 걷기이다.

운동을 시작하면 처음에는 탄수화물이, 중후반으로 갈수록 지방이 에너지원으로 사용된다. 단시간 내에 달리는 달리기는 탄수화물이 많이 소비되고 천천히 오랫동안 걷는 데는 지방이 많이 소비된다. 체중을 감량하기 위해서는 지방이 많이 소비되어야 하는데 이러한 면에서 걷기는 가장 효율적인 체중 감량 방법이다.

걷기로 체중 감량에 성공하고 삶의 자신감을 얻은 여성이 있다. 34살의 체시티 데이비스는 키 158cm, 몸무게 165kg의 초고도비만 여성이었다. 고혈압, 고지혈증, 당뇨병이 없었으므로 스스로 건강하다고 생각했지만 호흡곤란으로 쓰러지기를 반복하고 심장이 3초 동안 멈추는 위급 상황에 맞닥뜨리기도 했다. 이제 갓 태어난 딸을 보살피기 위해서 그녀는 중대한 결심을 했다. 바로 살을 빼기로 한 것이다. 위절제술을 통해 29kg을 감량한 후 걷기를 장려하는 단체에 가입해 뜻이 맞는 사람들과 함께 대화를 나누며 걷기 시작했다. 그 결과 순수하게 걷기를 통해서만 78kg을 감량할 수 있었다.

현대인들은 누구나 운동량이 부족하다고 생각한다. 그래서 출근 전에 졸린 눈을 비벼가며 헬스장에 들른다. 아침에 운동을 하지 못 하면 출근 후에라도 피곤한 몸을 이끌고 억지로 운동하러 가기도 한다. 그러나 나의 건강을 고려하지 않은 운동은 활성산소와 수면방해를 일으켜 독소가 몸에 쌓이는 결과를 초래한다. 운동량이 부족하다고 생각된다면 가벼운 걷기부터 시작하는 것이 좋다. 걷기는 돈이 들지 않고 관절에도 무리가 가지 않으며 체중 감량에 좋은 유산소 운동법이기 때문이다. 또한 식후 산책은 혈당 관리에 도움을 주고 소화를 촉진시키는 좋은 방법이다. 체내 독소로 우울해진다면 신발 끈을 동여매고 밖으로 나가 가볍게 걷기부터 시작하자. 효과적인 독소 관리는 하루 30분씩 걷는 것에서부터 시작한다.

5주 차_
몸을 따뜻하게 하기

건강을 당연하게 받아들이지 말아라.
대체로 건강을 잃기 전에는 건강에 대해 감사할 줄 모르는 법이다.
물론 평생 건강하다면 바랄 나위가 없을 것이다.
하지만 건강할 때 그 건강을 유지할 수 있는 일들을 적어도
세 가지 정도는 매일 의식적으로 행해라.

어니 젤린스키

"원장님은 손이 참 따뜻하시네요."

건강 상태를 파악하기 위해 피부를 눌러보거나 진단할 때 환자들이 내게 하는 말이다. 하지만 어릴 적 나의 몸은 차가운 얼음장과도 같았다. 배와 손, 발이 모두 차가워서 겨울이면 수족냉증과 감기로 고생했고 매년 여름이면 냉방병과 장염을 달고 살았다. 조금만 날씨가 추워도 손이 얼어버렸고 발은 금새 차가워져서 감각이 둔해졌다. 또한 배가 항상 찌르르 아프면서 툭하면 설사를 했고 체해서 심하게 구토하는 적도 있었다. 하지만 지금은 손, 발과 배가 예전에 비해 많이 따뜻해졌다. 과거엔 감기 환자가 옆에 있으면 다음날 나 역시 바로 감기에 걸렸지만

이제는 많은 감기 환자들을 치료하면서도 감기에 걸리지 않을 정도가 되었다. 냉방병과 장염은 언제 앓았었는지 기억이 가물가물하며 구토와 복통으로 더 이상 고통 속에서 허우적거리지도 않는다. 모두 몸이 따뜻해진 덕분이었다.

첫째, 등을 따뜻하게 해야 한다.
둘째, 배를 따뜻하게 해야 한다.
셋째, 발을 따뜻하게 해야 한다.
(중략)
일곱째, 비위를 늘 따뜻하게 해야 한다.

동의보감에 기록된 양자십법(養子十法) 중 일부이다. 양자십법이란 아이를 기르는 10가지 방법을 말한다. 동의보감에 의하면 인체에서 서늘해야 하는 곳은 머리와 가슴이고 따뜻하게 해야 하는 곳은 등, 배, 발, 비위이다.

머리와 가슴은 뜨거워지면 병이 발생하고 등과 배, 발과 비위는 차가워지면 병이 생기는 것이다. 네 가지 부위를 따뜻해야 한다는 것을 알면서도 막상 어떻게 해야 하는지 정확한 방법을 모르는 경우가 많다. 이 중 가장 중요한 곳이 등과 배, 비위이다.

첫째, 등을 따뜻하게 하기 위해서는 뒷목을 따뜻하게 해 준다.

30대의 박수지 씨가 갑자기 목이 굳은 채로 내원했다. 그녀는 낮에 더워서 밤에 창문을 약간 열어놓은 채로 잠들었다. 다음날 일어나 보니 두통이 심하고 목이 뻣뻣하게 굳어서 얼굴을 돌리기가 힘들었다. 따뜻하게 하면서 동시에 독소를 제거하자 목이 조금씩 돌아가기 시작했다. 2주일 후 그녀가 다시 같은 증상으로 찾아왔다. 이번에는 약속에 늦어서 목욕탕에서 뒷머리의 물기를 대충 말리고 나왔다가 한겨울의 매서운 찬바람을 맞아서 생긴 증상이었다. 그녀에게 항상 드라이기로 머리를 모두 말리고 특히 뒷머리는 더욱 꼼꼼히 말린 후에 외출할 것을 당부했다.

경혈 중에서 풍지(風池), 풍부(風府), 풍문(風門), 예풍(翳風)이라는 혈자리가 있다. 모두 바람 풍(風)자를 사용하는 혈자리들로 귀뒤, 뒷목, 등 윗부분에 위치한 혈자리들이다. 풍이 들어가는 혈자리들은 바람으로 인한 나쁜 기운이 침입하기 쉬운 곳이다. 여름의 에어컨 바람, 겨울의 찬 바람 등을 특히 조심해야 한다. 이 혈자리들이 위치한 뒷목과 등에 차가운 기운이 스며들면 각종 통증이 발생하기 쉬우므로 항상 따뜻하게 해야 한다.

따뜻하게 하는 방법은 간단하다. 머리를 말릴 때 드라이기로 뒷목과 뒷머리를 꼼꼼히 말려주어야 한다. 대충 말린 후 물기가 있는 상태에서 밖에 나가면 한기가 스며들어 고생할 수 있다. 또한 한겨울에는 모자가 달린 점퍼를 입어야 한다. 모자를 써서 바람이 뒷목으로 파고드는 것을 막아야 한다. 옷 따로 모자 따로인 상태에서는 칼바람이 인체에 파고들기 쉽기 때문에 모자 달린 점퍼를 입고 모자를 이용해 뒷목을 가려주는 것이 좋다. 여름에 에어컨 바람이 뒷목으로 온다면 스카프를 이용하거나 자리를 바꾸어 바람이 오지 않는 곳으로 이동하는 것이 좋다.

둘째, 배를 따뜻하게 하기 위해서는 반신욕과 핫팩을 이용하고 겨울에는 항상 앞섶을 여미고 다녀야 한다. 그러나 먼저 파악해야 할 것이 있다. 자신의 배가 어떤 상태인지를 먼저 아는 것이다. 환자들에게 "배가 따뜻한가요?"라고 물으면 10명 중 5명은 "글쎄요, 잘 모르겠는데요. 만져본 적이 없어서요."라고 말한다.

50대의 한 남성은 50년 이상을 살면서 한 번도 본인의 배를 만져본 적이 없어서 차가운지 따뜻한지조차 알지 못했다. 배가 냉한지 쉽게 아는 방법이 있다. 저녁 때 누워서 자기 전에 배에 손을 얹어서 손이 더 따뜻하면 배가 냉한 것이다. 때로는 "저는 추위보다 더위가 더 싫어요. 몸에서 땀도 많이 나요. 저는 열체질인가 봐요."라고 말하는 사람들이 있다. 하지만 배를 만져보면 오히려 찬 경우가 많다. "직접 만져보세요."라며 스스로 자신의 배를 만져보게 하면 "어머나, 제 배가 이렇게 차가운지 처음 알았어요"라며 깜짝 놀라기도 한다. 이런 증상은 상부에서는 열이 나고 하부는 차가운 증상을 나타내는 것이다. 그러나 근본은 아랫배가 차가운 것이다.

사이토 마사시는 그의 저서 《체온1도가 내 몸을 살린다》에서 체온이 1도 올라가면 면역력은 30% 증가한다고 말했다. 체온을 높이기 위해서는 배를 따뜻하게 해야 한다. 이를 위해 '옷을 두툼'하게 입어서 냉기가 배에 스며드는 것을 피해야 한다.

젊은 여성일수록 한겨울에도 미니스커트를 입거나 얇은 청바지를 입는 경우가 많다. 또한 두꺼운 점퍼를 입고도 앞섶을 열어놓고 다니기도 한다. 모두 찬바람에 몸을 상하게 만드는 행동들이다. 겨울에는 꼭 점퍼를 잠그고 짧은 미니스커트 대신 패딩바지를 입어서 몸을 따뜻하게 보호해야 한다. 멋만 부리다가는 건강이 망가질 수 있기 때문이다.

배를 따뜻하게 하는 방법으로 '붙이는 핫팩'을 추천한다. 배가 냉한 사람들은 복부에 위치한 장기들도 차가워서 속에서부터 냉기가 나온다. 배에 해 주는 찜질은 외부 열 공급 장치에 비유할 수 있는데 외부에서 열을 공급할 때는 24시간 공급해 주어야 인체에서 나오는 냉기를 처리할 수 있다. 이때 간편하게 사용할 수 있는 것이 바로 옷에 부착해서 사용하는 핫팩이다. 파스형 핫팩을 이용하면 집에 있든 밖에 나가든 항상 옷에 붙이고 다님으로써 외부에서 간편하게 배에 열을 공급해 줄 수 있다. 또한 가슴 아랫부분만 담그고 '반신욕'을 하는 것도 좋은 방법이다. 여기에 복부 마사지를 자주 해주면 더욱 좋다. 복부 온도를 자주 체크해 볼 수 있고 기혈순환 증진에도 좋기 때문이다.

셋째, 비위를 따뜻하게 하기 위해서는 찬물, 얼음, 아이스크림, 아이스커피 등 냉기가 있는 물, 음식, 음료수 등을 피해야 한다. 특히 물은 인간 몸의 70%를 이루고 있는 중요한 요소이다. 한 잔의 물도 어떠한 물을, 어떻게 마시느냐에 따라 건강이 달라진다. 더운 여름, 갈증이 심해지면서 찬물을 벌컥벌컥 들이키는 사람들이 많다. 냉수가 몸속에 들어오면 인체는 이 물을 체온까지 높이기 위해 장기들을 가동시킨다. 이로 인해 열이 발생하고 열 때문에 더욱 갈증이 생겨서 찬물을 마시는 악순환이 반복된다.

무더위가 심할수록 물을 차갑게 해서 마신다. 더울수록 냉동실에서 얼린 물을 마시기를 즐기고, 냉장고에서 갓 꺼낸 차가운 물을 먹어야 속이 시원하다고 여긴다. 여기에 아이스크림과 아이스커피 등 차가운 물과 음료수를 하루 종일 입에 달고 사는 사람들이 많다.

우리의 조상들이 더운 여름철에 뜨거운 삼계탕을 먹었던 데는 이유가 있다. 열은 위로 뜨는 성질을 갖고 있다. 인체도 마찬가지로 더울수록 체내의 열은 상부로 혹은 피부 표면으로 쉽게 떠오른다. 그럴수록 인체 심부와 복부는 쉽게 차가워진다.

다량의 땀을 흘리는 사람들 중에는 속이 냉한 사람들이 많다. 무더운 여름이지만 조상들은 속이 차가워지는 것을 막기 위해 예방 차원에서 따뜻한 삼계탕을 먹었다. 뜨거운 성질을 가진 닭에 원기를 보하고 폐와 비장을 따뜻하게 하는 인삼, 땀이 새어나가는 것을 막는 황기, 비위를 보하는 대추를 넣어 펄펄 끓여 음식을 만들었다. 즉 삼계탕은 따뜻한 음식을 먹어서 차가워진 비위를 회복하고자 했던 선조들의 지혜였던 것이다.

비위가 따뜻해야 소화가 잘 된다. 이를 위해 차가운 물 대신 따뜻한 물을 마시고, 냉장고에서 갓 꺼낸 음식을 바로 먹기보다는 밖에 꺼내두어서 냉기를 없앤 후 먹어야 한다. 얼음, 아이스크림, 찬 물, 아이스커피를 멀리할수록 속은 더욱 따뜻하고 편안해진다.

몸이 따뜻하면 혈액순환이 원활해지고 혈액이 인체 구석구석까지 잘 흘러 다님으로써 혈류량이 증가한다. 혈류량이 증가하면 세포에 산소와 영양 공급이 잘 이루어지므로 세포, 조직, 기관 나아가 인체가 편안해지고 깨끗해진다. 반대로 몸이 차가울수록 혈액순환이 느려지고 혈액이 잘 흘러 다니지 못해서 세포와 조직에 노폐물과 독소가 쌓이기 시작한다.

습관을 바꾸면 인체를 더욱 따뜻하게 만들 수 있다. 등을 따뜻하게 하는 습관, 배를 따뜻하게 하는 습관, 비위를 따뜻하게 하는 습관만 잘 지켜도 체온 1도를 높이는 것은 쉬운 일이다.

이 습관들을 무시하고 몸이 편한 대로, 예전 방식대로 행동하면 체온 1도가 낮아지는 것은 순식간이다. 몸이 따뜻해야 독소가 생기는 것을 방지할 수 있다. 따뜻한 몸은 독소를 적게 생성하고 설령 독소가 생겼다 해도 쉽게 제거할 수 있기 때문이다. 디톡스를 위한 올바른 방법, 바로 몸을 따뜻하게 만드는 것에서부터 시작된다.

6주 차_
질병을 부르는 환경에서 벗어나기

몇 년 전, 영유아와 산모가 기도 손상, 호흡 곤란, 급속한 폐 손상으로 사망한 사건이 있었다. 초기에는 원인이 분명치 않았다. 이후 동물흡입실험과 역학조사 결과를 바탕으로 가습기 살균제에 이용된 PHMG(폴리헥사메틸렌구아니딘) 인산염과 PGH(염화에톡시에틸구아니딘)가 폐 손상의 원인임을 밝혀냈다. 1994년부터 2011년에 판매가 중단되기까지 천만 명이 넘는 사람들이 가습기 살균제를 사용했다. '인체에 안전하다'는 문구를 믿고 구입한 소비자들은 결국 독소를 흡입한 셈이 되고 말았다.

일상생활에서 독소를 멀리하기 위해서는 먼저 무엇이 독소인지 정확히 알아야 한다. 환경 호르몬이란 외인성 내분비 교란 물질을 말한다. 환경 속으로 배출된 화학 물질이 생체 내에 유입되어 호르몬의 합성과 방출, 수송, 수용체와 결합, 결합 후 신호 전달에 관여해 교란을 일으키는 물질을 의미한다. 환경호르몬에는 프탈레이트, 알킬페놀, 비스페놀A, 다이옥신 등이 있다.

프탈레이트란 플라스틱을 부드럽게 만드는 화학 첨가물이다. 목재를 가공하거나 향수의 용매, 장난감, 화장품, 세제 등에 사용된다. 미국에서는 유아용 로션에서 프탈레이트가 검출되어 엄마들을 떨게 만들었고, 스웨덴에서는 향수에서 검출되어 향수 이용자들을 떨게 만들었다. 이 물질은 사람이나 동물 몸속에 들어가 호르몬의 작용에 혼란을 주거나 방해해 내분비계를 교란시킨다. 특히 엄마의 자궁에서 자라고 있는 남자 태아의 생식기관을 교란시켜서 남성호르몬을 억제하고 불임과 결손을 일으키는 물질이다.

비스페놀A 역시 주의해야 할 물질이다. 현대에는 모유 대신 분유를 먹고 자라는 아기들이 늘어나고 이 아기들은 성장하면서 깡통에 들어있는 음식을 섭취한다. 식료품 깡통 내측에 칠해지는 물질, 폴리카보네이트를 이용해 생산된 젖병에 들어 있는 물질이 바로 비스페놀A이다. 이 물질은 여자 아이들에게 성조숙증을 유발하고 비만과 제2형 당뇨병을 일으키며 주의력 결핍과 과잉행동장애 나아가 유방암이나 전립선암 등을 야기할 수 있다. 에폭시 수지는 비스페놀A에서 파생된 물질로 접착제나 병뚜껑에 사용된다. 이 두 물질은 유해성에도 불구하고 사용량이 늘어나고 있으므로 각별한 주의가 필요하다.

알킬페놀은 계면활성제로 이용되는 알킬페놀폴리에톡실레이트(APEO)가 분해될 때 만들어지는 물질이다. 제초제, 살충제, 페인트 등에 사용되는데 알킬페놀의 여러 종류 가운데 옥틸페놀과 노닐페놀은 세척제에는 사용할 수 없도록 금지하고 있다. 바다 퇴적물에 남아서 먹이사슬을 통해 전이되며 다른 환경호르몬 물질들처럼 인간의 내분비계를 교란시킨다.

일본에서 잘나가는 한 영업사원이 있었다. 그는 백색가루를 라면 스프로 만들고, 돼지고기 100kg을 햄 130kg으로 둔갑시키는 식품첨가물을 판매하는 회사에 다니고 있었다. 영업 사원 중에서도 판매 실적 1위를 달성할 만큼 그의 영업 능력은 뛰어났다.

어느 날 저녁, 그는 식사 도중 아연실색하고 말았다. 아내와 아이들이 맛있다면서 한 가공식품을 빠른 속도로 입에 넣고 있었다. 자세히 들여다보니 그것은 바로 식품첨가물 영업사원인 자신과 가공식품 업자가 만들어 낸 합작품으로 질이 낮은 고기에 각종 식품첨가물을 뒤범벅해 만든 상품이었다. 유해한 식품이 가족의 입으로 들어갈 거라고는 상상도 못했던 그는 충격을 받아 당장 회사를 나왔다. 그후 그는 식품첨가물의 인체 유해성을 전파하며 각종 강연을 통해 '첨가물 반대 전도사'로 활약하고 있다.

《인간이 만든 위대한 속임수 식품첨가물》의 저자 아베 쓰카사의 이야기이다. 저자는 자신의 저서에서 가공식품을 만들기 위해 식품첨가물이 얼마나 무차별적으로 남용되고 있는지를 낱낱이 밝히고 있다. 가공식품을 먹는 순간 수십 가지의 첨가물을 입 속에 넣게 되는 것이다.

식품첨가물의 종류는 다양하다. 보존료는 식품이 상하는 것을 방지하고 보존성을 높일 목적으로 사용하는데 탄산음료를 비롯한 각종 음료수, 마가린과 잼 등에 들어가 있다. 보존료는 눈을 비롯한 인체 점막을 자극한다. 미생물을 없앨 목적으로 사용하는 살균료는 햄, 소시지, 두부 등에 포함되어 있으며 피부에 염증을 야기할 수 있다. 표백제는 제조 과정에서 식품의 색깔이 변하는 것을 막기 위해 미리 색소를 파괴시키는 물질로 빵이나 과자류에 포함되어 있다. 표백제는 위점막, 호흡기 점막 등을 자극할 수 있으므로 주의해야 한다.

발색제는 식품 속에서 색소를 띠는 단백질과 결합해 안정화시킴으로써 식품이 더욱 선명하게 보이도록 만들어 준다. 주로 소시지와 햄에 들어가는데 심하면 구토와 발한, 빈혈증을 야기할 수 있다. 팽창제는 빵이나 과자를 부풀게 만드는 첨가물로 식품을 부드럽게 만들고 맛을 좋게 하는 장점이 있지만 납이나 카드뮴 등의 중금속이 많은 것이 단점이다. 단맛을 내게 해 주는 인공감미료는 탄산음료에 들어가는데 집중력을 감소시키고 공격성을 높이는 부작용이 있다.

착색료는 가공과정에서 식품의 색이 변하거나 바래는 색을 인공적으로 착색시켜 보기에 좋게 만들어 주는 첨가물로 아이스크림, 사탕, 버터, 치즈, 과자 등에 들어간다. 그러나 착색료는 콩팥이나 간에 장애를 일으킬 수 있고 발암물질로도 작용할 수 있다. 이외에도 식품의 냄새를 없애거나 변화시키기 위해 향을 넣어주는 착향료, 신맛을 불어넣어 식욕을 돋구는 산미료, 두 종류의 액체를 분산은 시키지만 서로 완전히 떨어지지 않도록 할 때 사용하는 계면활성제, 어육 제품을 씹을 때의 식감을 높이기 위해 사용하는 품질개량제(결착제), 채소의 신선도와 외관을 유지하기 위해 표면에 피막을 입히는 피막제, 첨가물을 균일하게 혼합할 목적으로 사용하는 용제, 빵이나 과자 등의 반죽이 용기에 달라붙지 않도록 하는 이형제 등이 있다.

식품 이외에도 생활 속에서 접하게 되는 첨가물들이 있다. 샴푸, 치약, 린스에 포함된 계면활성제는 피부 조직을 약화시킴으로써 각종 피부병을 야기하고 간 기능을 저하시킨다. 살충제에는 유기인산, 붕산염, 벤젠, 유기인산, 디클로르보스 등이 들어가는데 이 물질들은 신경계통에 영향을 미쳐서 현기증, 두통, 구역감을 유발하고 호흡기계통의 질환을 일으키며 간과 신장

기능을 약화시킬 수 있으므로 주의해야 한다.

생활방식이 서구화되고 편리한 식생활을 추구하면서 사기 쉽고 조리하기 쉬운 가공식품, 통조림, 레토르트 식품의 이용이 증가하고 있다. 문제는 식품이 공장 문을 나와서 소비자의 손에 들어오기까지 짧게는 몇 시간에서 길면 몇 개월이 걸릴 수도 있다는 점이다. 결국 부패를 방지하고 오감을 자극하기 위해 식품 첨가물을 사용할 수밖에 없는 것이 현실이다. 또한 화장품, 향수, 물병을 비롯한 각종 용기, 제초제, 살충제, 페인트 등 생활 주변의 모든 제품들에 환경호르몬과 같은 독소들이 포함되어 있다.

현대사회에서 환경호르몬과 식품첨가제를 완벽하게 피하면서 살아갈 수는 없다. 그러나 이용 횟수나 접촉 빈도를 낮출 수는 있다. 가공식품을 이용하는 횟수를 5번에서 3번으로, 3번에서 1번으로 낮추는 것이다. 또한 유해물질을 기억해 두었다가 화장품과 향수의 성분을 확인하고 각종 용기나 제품 등에 유해성분이 포함되어 있는지 꼼꼼히 확인하는 습관을 가진다면 독소와 거리를 둘 수 있다. 질병을 부르는 환경과 멀리하는 것, 그것은 바로 무엇이 독소인지 정확하게 알고 꼼꼼히 확인하는 습관에서부터 출발한다.

7주 차_
약이 되는 음식 먹기

우리의 건강은 결국 우리의 몸 안에 어떤 것을 넣느냐에 달려 있다.

몽테뉴

"은아 씨, 아침에 식사했어요?"

"아뇨, 저는 오래 전부터 우유로 아침식사를 대신해요. 일어나자마자 밥을 먹으면 속이 더부룩하고 불편하더라고요."

출근 후 직원들이 나눈 대화였다. 은아 씨는 출근길에 항상 500ml 우유를 사 가지고 와서 차가운 우유를 벌컥벌컥 마시곤 했다. 3시간쯤 지나자 우유를 마신 직원이 다급하게 달려왔다.

"원장님, 지금 배가 꾸르륵하면서 살살 아픈데 어떻게 해야 돼요?"

직원은 우유를 먹으면 항상 배가 아프고 가스가 찼다고 한다. "배가 아픈데 왜 우유를 마셔요?"라고 묻자 그녀는 "출근길에 편의점에서 손쉽게 구매할 수 있으니까요"라고 답했다. 중국 명나라 때 본초학자 이시진이 저술한 《본초강목》에 의하면 우유의 성질에 대해 이렇게 적혀 있다.

"우유는 성질이 약간 차고 맛은 달며 독이 없다. 허하고 야윈 것을 보하고 번갈을 멎게 하며, 피부를 윤기 있게 하고 심폐를 기르며, 열독을 푼다. 젖을 먹을 때는 반드시 한두 번 끓였다가 식혀서 마셔야 한다. 생것을 마시면 이질을 일으키고, 뜨겁게 해서 마시면 막힌다. 또 한꺼번에 먹지 말고 조금씩 먹어야 한다."

은아 씨는 평소 장이 안 좋아서 대변도 원활하지 않았다. 여기에 약간 차가운 성질의 우유를 냉장고에 보관함으로써 냉기가 더욱 가득해진 우유를 매일 아침마다 마신 것이다. 즉 차가운 장에 찬 성질의 식품을 들이부음으로써 장이 탈이 났던 것이다. 모든 약물 혹은 식품에는 나름의 성질과 맛이 있다. 차갑고(寒), 뜨겁고(熱), 따뜻하고(溫), 서늘한(凉) 4가지 성질과 맵고(辛), 짜고(鹹), 달고(甘), 시고(酸), 쓰고(苦), 담담한(淡) 6가지의 맛이 있다. 차갑고 서늘한 성질의 식품은 열을 내리거나 없애주고, 뜨겁고 따뜻한 성질의 식품은 차가운 기운을 없애거나 경감시키는 역할을 한다.

또한 동의보감에서는 "매운맛은 뭉친 것을 흩고 마른 것을 적셔 준다. 쓴맛은 습한 것을 말리고 굳은 것을 연하게 한다. 신맛은 늘어진 것을 수축시키고 흩어진 것을 모은다. 단맛은 당기는 것을 완화시킨다. 짠맛은 굳은 것을 연하게 한다. 담담한 맛은 구규(九竅)를 잘 통하게 한다."라고 해서 6가지의 맛이 각기 다른 역할을 담당하고 있음을 설명하고 있다.

한방에서 사용하는 한약재는 이러한 4가지 성질과 6가지 맛이 식품보다 한쪽으로 더욱 뚜렷하게 치우쳐 있다. 이 치우친 약성을 이용해 몸속의 독소를 없애는 것이다. 식품은 한약재보다는 성질이 뚜렷하지는 않지만 모두 나름의 성질과 맛을 갖고 있다.

음식이 약이 되기 위해서는 체내에 있는 독소를 파악한 후 음식이 갖는 성질을 알고 적절하게 섭취해야 한다. 그러나 일반인은 독소에 대해 잘 알지 못 하는 경우가 많다. 방송에서 누군가 먹고 효과를 보았다고 하는 음식이 나에게는 부작용을 일으키는 경우가 발생한다. 그 이유는 개인마다 갖고 있는 독소의 종류가 다르므로 음식이나 식품도 달라져야 함을 모르기 때문에 일어나는 일이다. 음식이 약으로 작용하도록 일반인들이 쉽게 응용할 수 있는 방법이 있다. 바로 사상체질에 나온 음식들을 먹어보고 속이 편안하지 체크해 보는 것이다.

사상체질이란 조선말기 이제마가 창시한 이론으로 사람의 체질을 태양인, 소양인, 태음인, 소음인의 4가지로 나누어 진단하고 치료한 한의학 이론이다. 네 가지 유형의 특징과 체질에 맞는 음식을 요약하면 다음과 같다.

첫째, 태양인은 체형이 건장하고 좋지만 간이 작고 옆구리가 좁은 생김새를 갖고 있다. 태양인들은 덥고 뜨거운 음식보다는 생냉한 음식이 좋다. 맛은 담백하고 지방질이 적은 해물류나 채소류를 먹어야 건강에 이롭다. 태양인들에게 맞는 음식은 메밀, 새우, 전복, 소라, 게, 홍합,굴, 해삼, 오징어, 솔잎, 앵두, 머루, 포도, 모과 등이다.

둘째, 소양인은 비위에 열이 많기 때문에 뜨겁고 더운 음식은 맞지 않는다. 시원하고 싱싱한 채소류나 해물류가 적합하다. 소양인에게 맞는 음식은 보리, 녹두, 참깨, 돼지고기, 오리고기, 달걀, 생굴, 멍게, 해삼, 오이, 가지, 배추, 상추, 수박, 딸기, 참외, 파인애플 등이다. 소양인들은 비위의 열 때문에 자극적이고 강한 향의 식재료인 후추, 카레, 생강, 마늘, 고추, 닭고기, 염소고기 등은 맞지 않는다.

셋째, 태음인은 근육이 굵고 튼튼하며 골격이 견실하다. 위장 기능이 좋아서 먹성이 좋고 음식을 잘 먹는다. 태음인들은 칼로리가 높고 맛이 중후하거나 동·식물성 단백질을 잘 먹는다. 태음인에게 맞는 음식으로는 밀이나 밀가루, 율무, 콩, 고구마, 수수, 들깨, 땅콩, 우유나 치즈, 쇠고기, 명태, 당근, 무, 고사리, 도라지, 잣, 밤, 호도, 살구 등이다. 태음인들은 중풍이나 고혈압이 발생하기가 쉬우므로 지방질이 많거나 자극성이 강한 돼지고기, 닭고기, 후추, 생강, 마늘 등을 피하는 것이 좋다.

넷째, 소음인은 비위가 약하다. 소화불량이 오기 쉬운 냉한 체질이다. 소음인들에게는 소화시키기 쉽고 따뜻하거나 뜨거운 성질을 가진 음식이 적합하다. 또한 식욕을 북돋기 위해 향을 가진 조미료를 사용해 음식을 조리하면 소화에도 도움이 된다. 소음인에게 맞는 음식은 찹쌀, 닭고기, 염소고기, 양고기, 벌꿀, 뱀장어, 고등어, 마늘, 파, 고추, 후추, 카레, 양파 등이다. 서늘하거나 찬 성질을 띤 냉면, 돼지고기, 보리, 수박, 참외, 아이스크림은 피하는 것이 좋다.

"사상체질 중에서 저는 어떤 체질인가요?"

환자들 중에서 이런 질문을 하는 사람들이 있다. 사상 체질을 판별하고 독소를 제거하는 것은 전문가의 도움을 받아야 한다. 그러나 여기에서 말하고자 하는 것은 언급한 음식들의 성질을 아는 데 목적이 있다. 식품의 성질을 알고 섭취했을 때 자신의 몸에서 나타나는 반응을 살펴보는 것이 중요하다.

태양인에게 맞는 음식은 태양인의 상체를 시원하게 해 주는 음식들이다. 태양인에게 적합한 음식을 먹어보고 속이 편안하다면 이 음식들을 먹으면 된다. 소양인은 비위에 열이 많으므로 비위를 시원하게 해 주는 음식들이 좋다. 그래서 소양인에게 맞는 음식들은 열을 가라앉히고 속을 시원하게 해 주는 음식들이다. 만일 가슴이 답답하거나 속이 미식거리다면 열을 가라앉혀 주는 태양인이나 소양인의 음식들을 먹어 본다. 속이 편안해졌다면 다음 번에도 응용함으로써 음식을 내 몸에 맞게 섭취할 수 있다.

태음인의 음식들은 칼로리가 높거나 중후한 맛을 가졌으므로 소화력이 좋지 않은 사람은 피하는 것이 좋다. 소음인의 음식들은 모두 비위를 따뜻하게 덥혀 주는 음식들이므로 속이 냉하고 차가운 사람들은 소음인의 음식을 먹어서 몸을 따뜻하게 할 수 있다.

인간에게 중요한 것이 바로 매일 섭취하는 음식이다. 지금 어떤 음식을 먹느냐에 따라 1년 후, 5년 후, 10년 후의 건강이 달라진다. 지금 나의 상태를 알고 나의 건강에 적합한 음식을 섭취해야 앞으로의 건강을 기대할 수 있다. 그 시작은 바로 약이 되는 음식으로 내 몸을 채우는 것이다. 똑같이 밥, 채소, 고기, 과일 등을 먹고 살아가지만 누구에게는 독이 되고 누구에게는 약이 되는 것은 얼마나 똑똑하고 현명하게 음식을 섭취하는가에 달려 있다. 그것은 바로 음식의 성질을 알고 직접 먹어본 후 내 몸의 반응을 살펴보는 것에 달려있다. 음식을 먹고 난 후 몸이 편안하면 계속 섭취하고 편안하지 않으면 섭취를 중단한 후 다른 음식으로 바꾸어야 한다.

바쁜 생활 속에서 한 끼 먹는 것도 쉽지 않은 현대인들에게 이 과정이 처음에는 낯설게 느껴질 수도 있다. 하지만 음식을 섭취한 후 편안함과 불편함에 귀를 기울이다 보면 진정으로 내 몸이 원하는 음식들을 스스로 파악할 수 있게 된다. 음식을 약으로 만드는 것이야말로 나의 노력에 달려 있다.

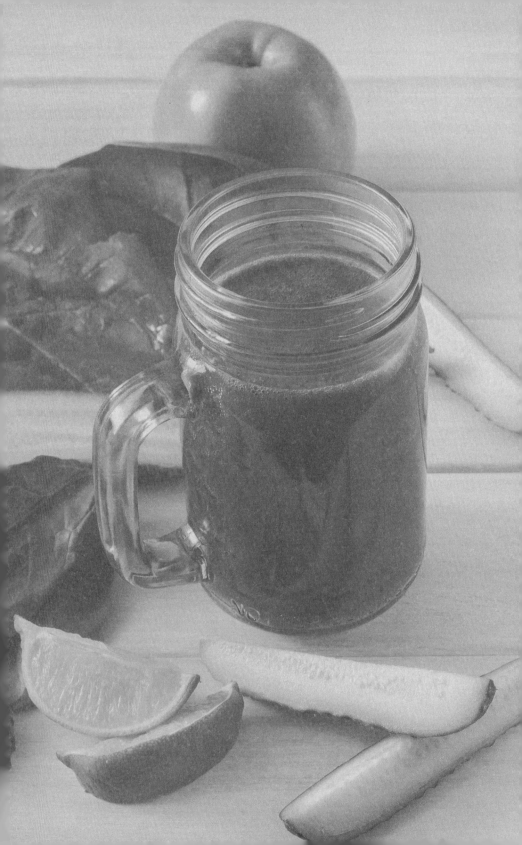

PART 4

디톡스로
건강을
지킬 수
있다

몸이 가벼워야
하루가 즐겁다

건강을 유지하는 것이 제1의 의무이다.
스펜서

"디톡스는 살 빼는 거 아니에요?"

"디톡스는 시중에 나와 있는 제품만 복용하면 되는 거 아니에요?"

"디톡스는 한 번 하면 끝인 거죠?"

마른 몸매와 건강에 대한 관심이 증가하면서 디톡스를 향한 사람들의 관심도 점점 높아지고 있다. 흔히들 디톡스는 체중을 감량하는 것이라고 단순하게 생각한다. 살이 빠지면 건강도 좋아질 거라고 여기고 단식과 절식, 체중감량 제품을 이용해서 어떻게든 살을 빼려고 노력한다. 체중을 감량한다고 해서 건강이 모두 좋아진 것일까?

체중 감량이란 체내에 축적된 지방과 수분, 노폐물을 버린 것일 뿐이다. 인체 내 장기들의 상태가 회복된 것은 아니므로 언제든 다시 살이 찔 수 있는 위험이 존재한다. 비유해서 말하자면 살을 뺐다는 것은 집안의 먼지를 쓸고 닦아 제거한 것일 뿐이다. 청소 후에도 출입을 위해 하루에도 수십 번씩 현관문을 여닫고 공기를 정화시키기 위해 창문도 열어야 한다. 모두 먼지가 쌓이는 일들이다. 여기에 옷에서 나오는 먼지, 이불에서 생기는 먼지들로 인해 집안은 항상 먼지가 쌓인다. 한 번 대청소를 했다고 해서 영원히 먼지가 사라지는 것이 아니다. 먼지는 항상 쌓일 수밖에 없다. 그러므로 집을 깨끗이 가꾸려면 주기적으로 청소해서 더러운 물질들을 제거해 주어야만 하는 것이다.

인체 역시 마찬가지다. 음식물을 섭취하고 배설하는 과정, 영양분을 흡수해서 혈액과 기를 생성하는 과정, 혈액이 인체 구석구석 순환해서 산소와 영양분을 공급하고 노폐물과 이산화탄소를 수거하는 과정 등에서 장부들의 기능이 원활하지 않으면 독소가 쌓인다. 살이 쪘다는 것은 이 모든 과정들에 문제가 발생했음을 의미한다. 그러므로 단순히 살만 빼고 장부기능을 회복하지 못하면 소화, 흡수, 배설, 변환, 순환, 교환 과정 곳곳에서 발생한 고장으로 인해 독소는 다시 발생할 수밖에 없다. 그러므로 올바른 디톡스란 독소의 제거와 변환, 장부 기능의 회복까지 이루어져야 한다.

디톡스를 한 번 시행해서 독소를 없애고 장부 기능을 회복했다고 해서 안심해서는 안 된다. 시간이 지날수록 사람은 노화가 진행된다. 다시 말해 체력과 장부 기능이 떨어지는 것이다. 여기에 노동의 강도, 피로의 회복 정도, 체력의 다소, 나이의 많고 적음에 따라 생성되는 독소의 양이 달라진다. 그러므로 평소 노동의 강도가 심해서 과로가 지속되거나, 자고 일어나도 피로가 풀리지 않으며, 나이가 들어 인체 여기저기에서 통증이 나타난다면 하루라도 빨리 디톡스를 시행해야 한다.

"독소란 무엇인가요?"

디톡스란 해독 즉 독소를 제거하는 것이다. 독소가 무엇인지 묻는 사람들이 많다. 각 사람마다 성격이 다르듯이 체내에서 생성되는 독소에도 성격이 있고 특징이 존재한다. 사람의 성격을 말할 때 "저 사람은 차갑고 냉정해", "저 사람은 들끓는 냄비같아", "저 사람은 항상 따뜻하고 평온해", "저 사람은 어딘지 모르게 서늘해 보여"라고 말하듯이 독소에도 뜨겁고, 차갑고, 따뜻하고, 서늘한 성질이 존재한다.

독소의 종류는 생각보다 다양하다. 폭음, 폭식, 허기와 포만의 불균형, 편식, 불결한 음식의 섭취로 발생한 음식에 의한 독소, 수액대사의 장애로 발생한 병리적 산물인 담음, 체내에 혈액이 정체되어 발생한 어혈, 혈액 속에 존재하는 과량의 콜레스테롤, 혈당이 모두 독소에 포함된다. 외상에 의해서도 독소가 발생한다. 금속에 찔리는 것, 무거운 것을 들다가 삐끗하는 것, 돌부리에 걸려 넘어지거나 차에 부딪히는 것, 염좌, 화상, 동상, 벌레나 뱀 혹은 개에 물리는 것 모두가 국소 부위에 손상을 가져오고 독소를 발생시키며 심하면 내장에 통증을 일으키기도 한다.

독소가 발생한 위치도 중요하다. 표에 있는지 속에 있는지, 상부, 중부, 하부 중 독소가 어느 곳에 존재하는지 잘 판별해야 한다. 또한 오장육부 중 어느 곳이 고장나서 독소가 발생하는지도 판단해야 한다. 그러므로 디톡스를 시행할 때에는 독소의 성격과 발생한 위치 등을 종합적으로 고려해야 한다.

"디톡스는 얼마 동안 시행해야 하나요?"

독소의 양이 많으면 디톡스를 시행하는 기간도 길어진다. 독소를 분해해서 체외로 내보내는 데 걸리는 시간은 축적된 독소의 양과 종류에 따라 달라진다. 중요한 점은 독소를 내보내는 것보다 장부 기능을 회복하는 데 더 많은 시간이 걸린다는 점이다. 독소의 양이 많다는 것은 나의 장부들이 그만큼 제 기능을 하지 못 하고 있다는 의미이다. 그러므로 독소가 많을수록 장부 기능을 회복하기 위해서는 더 오랜 시간이 걸리고 디톡스를 시행하는 기간도 더 길어짐을 의미한다.

예를 들어 50세 엄마와 20세 딸이 똑같이 위장 기능 장애가 있다고 가정해 보자. 두 사람 모두 어려서부터 밥을 먹으면 체하기를 잘했다. 조금만 먹어도 배가 부르고 트림을 자주 했다. 이 때 엄마의 위장병은 50년만큼의 병이고 딸의 위장병은 20년만큼의 병이다. 딸의 체내에 축적된 독소는 엄마보다 훨씬 적고 위장 기능도 노화가 진행된 엄마보다는 좋은 셈이다. 따라서 엄마에게 디톡스를 시행해서 해독하고 장부 기능을 회복하기 위해서는 딸보다 훨씬 더 오랜 시간이 소요될 수밖에 없다.

디톡스에 성공하고 몸이 가벼워질 수 있는 사람의 조건이 있다. 단호한 결단력과 끈질긴 열정을 가진 사람, 인내심과 단순함을 가진 사람, 나의 주관과 생각을 버리고 의사의 말에 따르는 사람은 디톡스에 성공하고 몸도 가벼워진다. 반면 자신의 주관대로 밀고 나가면서 의사의 말에 귀기울지 않는 사람, 이성보다는 기분이나 감정을 앞세우는 사람, 인내를 싫어하고 순간의 쾌락만을 좇는 사람, 끈질긴 열정보다 단순한 호기심만 있는 사람은 디톡스에 실패한다. 아무리 좋은 디톡스도 실행하는 당사자가 "난 바빠서 이번엔 안 되겠어", "날씨도 좋은데 디톡스보다는 여행가는 게 먼저야", "운동만 하면 모든 게 다 좋아질 거야", "단식과 절식만 하면 디톡스는 저절로 되는 거야"라고 생각한다면 절대로 해독할 수 없고 몸도 가벼워질 수 없다.

'무병장수'. 평균수명 100세 시대는 병이 없이 오래도록 건강하게 살길 바라는 단어이다. 모든 사람이 죽을 때까지 아프지 않고 건강하고 팔팔하게 살기를 소망한다. 이 소원이 이루어지기 위해서는 독소가 생기지 않거나 인체에서 발생한 독소가 모두 깨끗하게 제거되어야만 한다. 하지만 안타깝게도 모든 독소가 100% 완벽하게 제거되는 사람은 없다. 그렇다면 답은 한 가지이다. 오랫동안 건강하게 살기를 바란다면 노폐물이 100% 제거되지는 못 해도 병을 일으키지 않을 만큼 원활하게 제거되어야 한다.

몸이 가벼워야 하루가 즐겁다. 쓰레기통은 비워야 가벼워지듯이 인체도 노폐물을 비워야 가벼워진다. 중요한 점은 쓰레기통을 비우고 동시에 부서진 쓰레기통은 수리를 해야 쓰레기들을 담아 처리할 수 있다는 점이다. 인체 역시 독소를 제거하고 고장 난 장부 기능을 회복해야 독소를 처리하고 몸이 가벼워질 수 있다. 하루가 즐거워지기 위한 조건, 그것은 바로 올바른 디톡스에 달려 있다.

디톡스로
면역력을 키운다

"에취, 에취, 에취!"

돌이켜 보면 나의 20대는 감기와의 싸움으로 점철된 시기였다. 감기는 늘 함께 다니는 동반자이자 사계절 내내 나를 괴롭히는 병중의 하나였다. 심할 때는 겨울 석 달 동안 6번이나 감기에 걸린 적도 있었다. 2주에 한 번씩은 감기에 걸린 셈이었다. 누군가 옆에서 재채기를 하거나 콧물을 훌쩍거리기만 해도 미운 마음이 올라왔다. '이제 곧 나도 감기에 걸리겠구나, 저 사람이 내게 병을 옮기는구나'라는 생각에서였다. 안타깝게도 예상은 빗나간 적이 없었다. 다음 날이면 나 역시 코를 훌쩍이며 감기에 걸려 있었다. 하지만 겨울 한파가 최고에 달했던 2017년

겨울엔 한의원에서 수많은 감기 환자들을 대하면서도 감기 한 번 걸리지 않았다. 그것은 바로 면역력이 높아졌기 때문이다. 나의 감기와의 사투 과정, 면역력 증가 후 내게 일어난 변화들을 이야기해 주면 환자들이 묻곤 한다.

"어떻게 해야 면역력을 높일 수 있어요?"

면역력이란 외부에서 유입된 병원균에 인체가 대항하는 힘을 의미한다. 인체가 외부 병원균의 침략을 잘 방어하고 병원균을 물리치면 면역력이 좋은 것이고, 병원균의 침투를 막아내지 못 하고 체내 방어선이 뚫리면 면역력이 떨어진 것이다.

면역력은 한의학에서 기(氣)의 방어작용과 관련이 있다. 기의 방어작용이란 기가 전신의 기육이나 체표를 보호하고 외부 사기가 체내로 침입하는 것을 방지함으로써 병을 예방하는 것을 말한다.

외부의 사기(邪氣) 즉 나쁜 기운들은 코, 입, 피부를 통해 침입한다. 이때 인체의 표면을 보호하고 땀구멍을 열고 닫아 조절하는 기를 가리켜 위기(衛氣)라고 일컫는다. 중국 명나라 의학자인 손일규는 그의 저서 《의지서여》에서 "위기는 신체의 외부를 돌면서 호위하므로 '위기'라고 하며, 분육을 따뜻하게 하고 주리를 강하게 하여 외사가 침입하지 못하도록 한다"라고 기술했다.

면역력이 높아지기 위해서는 기가 충만해야 한다. 많은 사람들이 "요즘 기운이 없어" 혹은 "기가 빠졌어"라는 말을 한다. 기가 부족한 현상이 장기간 지속되면 면역력은 저하될 수 밖에 없다. 그렇다면 왜 기운이 없고 위기가 작동하지 않는 것일까?

인체에서 기가 만들어지기 위해서는 세 가지가 필요하다. 출생시 부모에게서 물려받은 정기(精氣), 음식물로부터 얻어지는 영양물질인 곡기(穀氣), 자연계에 존재하는 청기(淸氣)이다. 즉 공기를 들이마시고 음식물을 섭취하면 오장육부의 장부들이 유기적으로 작동해 기가 만들어지는 것이다. 기가 잘 만들어지지 않는 가장 큰 이유는 부모에게 물려받은 정기가 부족하기 때문이다. 장부 능력이 떨어져서 기를 잘 만들어 내지 못 하거나 기가 만들어졌어도 순환력이 부족해 기가 잘 막히고 소통이 되지 않는다. 이로 인해 인체에는 독소가 발생하고 독소는 다시 기의 생성과 소통을 방해함으로써 결국 면역력이 저하되는 것이다.

많은 사람들이 면역력에 좋다는 말을 듣기만 하면 사재기를 해 놓고 먹는다. 호두, 아몬드, 잣, 홍삼, 유산균, 버섯, 프로바이오틱스 등 갖가지 음식과 식품들을 쌓아두고 먹는다. 기운을 살려주기 위해 홍삼을 먹고 면역력에 좋다는 이유로 버섯이나 유산균을 복용한다. 단순히 어디에 좋다는 말만 듣고는 당장 식품을 구매해 섭취한다. 진짜 몸에서 좋은 반응이 일어나는 것과는 상관없이 '어딘가에는 좋겠지'라는 막연한 기대심리에 기대어 우선 먹고 보는 것이다. 그러다 보니 종류와 그 수가 점점 증가하고 먹는 양도 늘어난다.

면역력을 증가시키기 위해서는 먼저 덜어내는 것이 필요하다. 기운이 나기 위해서는 고기를 먹어주고, 각종 영양제와 음식량을 늘리는 것이 필요한 것이 아니다. 저하된 장부 기능이 과부하에 걸리지 않도록 음식량과 건강보조식품의 섭취량을 줄이는 것이 필요하다.

"성희야, 우리도 대피해야 될지 모르니까 대기하고 있어."

초등학교 때 아버지가 갑자기 방으로 들어와 다급히 말씀하셨다. 가족들은 모두 긴장 상태에 있었다. 전날부터 내린 비가 다음 날에도 계속 이어지더니 저지대에 속한 마을 버스정류장과 인근 상가들이 모두 물에 잠겼기 때문이었다. 고지대와 저지대 사이에 속한 우리 집은 아직 잠기지는 않았지만 언제 갑자기 물이 차오를지 몰라 밖을 예의주시하고 있었다. 집 앞 배수로에서 점점 물이 솟구쳐 올라오더니 순식간에 도로가 물에 잠겼다. 물은 다행히 집 앞 계단에서만 넘실대며 집 안까지 넘어오지는 않았다.

홍수로 인해 마을의 저지대는 흙탕물로 뒤덮였다. 물은 넘쳐났지만 정작 식수에 사용할 깨끗한 물은 부족했다. 흙탕물 위에는 쓰레기가 둥둥 떠다녔고 쓰레기들이 배수 통로를 막아 물 빠짐을 더디게 만들었다. 거처를 잃은 주민들은 초등학교 강당으로 대피해 잠을 청했고 부족한 식수와 식량은 헬리콥터를 통해 전달되었다. 정작 주민들을 힘들게 한 것은 식량 부족이 아니었다. 바로 홍수 복구 작업이었다. 물이 빠진 후 거리에는 쓰레기와 흙더미가 쌓여 있었다. 침수를 당한 집은 진흙과 각종 쓰레기, 망가진 가구들만이 가득했다. 주민들은 침통할 겨를도 없이 집을 수리하고 쓰레기와 흙을 치웠다.

지역에서는 끊어진 다리와 도로를 복구했다. 또한 지하에 묻힌 낡고 작은 수도관을 용량이 큰 새로운 수도관으로 교체했다. 도로가 옆 배수로에 흙과 쓰레기가 쌓이지 않도록 주기적으로 청소를 실시했다. 그 후 한 번의 홍수가 더 나긴 했지만 이전처럼 큰 피해를 입지 않았고 다시는 홍수의 위험 속에 떨지 않을 수 있었다.

인체 역시 독소가 범람할 수 있다. 콜레스테롤, 부종, 가래, 기침, 담음, 어혈, 숙변 등이 체내 곳곳에 쌓이다가 넘치는 것이다. 홍수가 났을 때는 먼저 배수로를 확보해야 한다. 물이 흐르는 통로를 쓰레기가 막고 있다면 쓰레기를 제거해서 물이 빨리 빠져 나가도록 만드는 것이 급선무이다. 그러나 실제로는 이와 반대로 행동하는 사람들이 많다. 음식 섭취량을 줄이고 독소를 제거하는 것이 먼저인데도 불구하고 무조건 섭취량을 늘리는 것이다. 체내에 독소가 범람해 기운이 떨어졌는데도 불구하고 기운을 증가시키고 면역력을 높인다는 명목으로 홍삼, 아몬드, 잣, 과일, 밥, 채소, 고기 섭취량을 늘리는 것이다.

그 결과 기능이 저하된 장부는 평소보다 더 많이 유입된 음식을 제대로 처리하지 못해 또다른 노폐물과 독소를 만들어 낸다. 이로 인해 인체는 노폐물과 독소가 증가해 더욱 오염이 된다. '기운이 나려면 잘 먹어야 한다'는 그릇된 생각이 가져온 결과이다.

홍수의 재발을 막기 위해 지역 전체의 수도관과 하천을 정비했듯이 인체도 독소를 제거한 후에는 장부 기능을 바로잡고 회복하는 것이 필요하다. 장부 기능이 원활해야 기를 잘 만들 수 있고 동시에 면역력을 증가시킬 수 있기 때문이다.

'채우기 위해서는 비워야 한다'는 말이 있다. 성적을 올리기 위해 24시간 공부만 하는 학생은 절대 성적이 오르지 않는다. 적절한 수면을 통해 두뇌 활동을 정지시키고 지식을 비워내야 한다. 이로써 뇌 기능을 회복시켜야 다음 날 공부의 능률도 올라가는 것이다. 마찬가지로 인체에 기운이 충만하기 위해서는 먼저 독소를 비워내는 것이 필요하다. 독소를 비우지 않으면 기의 생성과 소통이 방해를 받고 결국 면역력까지 저하된다.

면역력은 비우는 것에서부터 시작된다. 몸에 좋다고 여기는 각종 식품들과 음식물로 위를 채운다고 해서 면역력이 증가되지는 않는다. 독소를 배출하고 비우는 것, 여기에 기능이 떨어진 장부들을 정상으로 회복시켜 주는 것, 이로써 혈액과 기가 잘 생성되고 순환되어야 면역력이 증가하는 것이다. 면역력의 시작은 바로 '채움'이 아니라 '비움'이다.

지금 먹는 음식이
내 몸을 만든다

우리가 먹는 것이 곧 우리 자신이 된다.

한의원에 처음 내원한 환자들에게 묻는 질문이 있다.

"한 번 드실 때 밥은 얼마만큼 드시나요? 무슨 음식을 좋아하세요?"

자신의 식습관과 좋아하는 음식에 대해 솔직하게 말하는 경우도 있지만 어떤 분들은 얼버무리거나 대충 넘기기도 한다. 하지만 모녀가 함께 내원하는 경우에는 그녀들의 평소 생활습관에 대해 더 자세히 알 수 있다. 어느 날 엄마와 딸이 원장실로 상담을 왔다. 딸이 먼저 이야기를 꺼냈다.

"저는 밥맛이 없어서 밥은 반 공기 밖에 못 먹어요. 그런데 요즘 들어 살이 15kg이나 쪄서 걱정이에요"

"간식은 무엇을, 얼마나 드세요?"

"그냥 과자를 조금 먹어요."

그러자 옆에 있던 어머니가 반박했다.

"네가 과자만 먹니? 밥 먹고 나면 과일 먹고 빵 먹고, 조금 있으면 과자 먹고, 밤에는 통닭이나 피자를 시켜 먹잖아. 원장님, 얘는 누워서 뒹굴뒹굴하면서도 먹어요. 저는 얘 먹는 것만 보고 있어도 속이 터져요."

딸과의 상담이 끝나자 어머니가 이야기를 시작했다.

"저도 요즘 입맛이 없고 소화가 안 돼요. 밥을 잘 못 먹는데 살이 쪄서 걱정이에요."

그러자 속사정을 낱낱이 들킨 딸은 어머니에게 복수라도 하듯 더 큰 소리로 반박했다.

"엄마도 빵을 엄청 먹잖아! 내가 사다 놓은 빵을 엄마가 다 먹어서 내가 못 먹었던 적도 많았었잖아. 원장님, 엄마도 저랑 같이 피자, 통닭, 햄버거를 엄청 먹었어요."

인간은 음식물을 섭취함으로써 생명을 유지하고 활동에 필요한 영양분을 얻는다. 생명활동에 없어서는 안 될 중요한 음식이지만 한편으로는 음식을 잘못 먹음으로써 건강이 나빠지기도 한다. 음식물 섭취가 건강으로 이어지도록 만드는 세 가지 방법이 있다.

첫째, 계절에 맞는 제철음식을 먹는다.

봄은 만물이 깨어나고 생기가 솟아나는 계절이다. 봄이 되면 씨앗은 응축했던 에너지를 뿜어내며 싹을 틔우고 동면하던 동물들도 잠에서 깨어나 활동하기 시작한다. 봄에는 진한 향이 나는 쑥과 달래, 냉이 등을 먹음으로써 발산하는 기운을 얻어야 한다.

여름은 만물이 번성하며 양기가 왕성해지는 시기이다. 여름철에는 더운 날씨로 인해 열은 많아지고 수분은 적어지기 쉽다. 서늘하고 수분이 많은 참외나 수박, 복숭아 등을 먹음으로써 열을 내리고 부족한 수분을 얻는 것도 좋은 방법이다.

가을은 만물이 성숙해지고 결실을 맺으며 수렴하는 계절이다. 날씨가 점점 추워지고 스산해지면서 인체의 기운이 새어 나가기 쉬우므로 기운을 거두어들여야 한다. 뿌리로 기운을 모아 한껏 머금은 고구마, 감자, 무 등을 먹음으로써 기운을 수렴시켜야 한다.

겨울은 만물의 생기가 숨어버리고 인체에 저장되는 계절이다. 강물이 얼고 땅이 갈라질 정도로 추운 계절이기도 하다. 귤이나 한라봉 등을 먹음으로써 신맛이 지닌 수렴하는 성질을 이용해 기운을 잘 간직하고, 따뜻한 성질을 가진 파와 생강을 적절히 이용해 따뜻한 음식을 먹는 것이 좋다.

둘째, 기름기가 많은 음식, 밀가루 음식 등을 과다하게 섭취하지 않는다. 우리나라는 불과 몇 십 년 전만 해도 '보릿고개'라는 말이 있었을 만큼 식량이 귀하고 모자랐다. 하지만 작물재배 기법이 발전하면서 현대인들은 그 어느 때보다도 식량이 넘쳐나는 사회에 살고 있다. 예전에는 어떻게 하면 쌀밥을 조금이라도 더 먹을 수 있을까 고민했지만 이제는 빵, 케이크, 피자, 통닭, 햄버거, 족발, 삼겹살이 쌀밥을 넉넉하게 대신하고 있다. 밀에 함유된 주요 단백질은 글루텐이다. 글루텐은 빵을 만들 때 꼭 필요한 성분으로 밀가루 반죽을 더욱 쫄깃하도록 만들어 준다. 하지만 글루텐이 체내에 들어왔을 때 배에 가스가 차거나 변비, 설사, 편두통 등의 거부 반응을 일으키는 글루텐 불내증을 가진 사람이라면 밀가루 음식은 피해야 한다.

기름기가 많은 음식 역시 건강에 해롭다. 식용유, 올리브유, 포도씨유, 버터, 마가린 등 기름의 종류가 다양해지고 고기 소비가 늘어나면서 기름의 유혹에서 헤어 나오기가 쉽지 않다. 푸석한 나물 반찬보다는 튀긴 음식이 혀를 자극하고 회식이나 모임에서 고기가 빠지면 서운하기 때문이다. 튀김가공식품에 들어있는 트랜스지방과 육류의 비계나 버터, 마요네즈 등에 많은 포화지방은 혈관 건강에 악영향을 미친다. 트랜스지방과 포화지방이 몸에 해로운 저밀도지단백콜레스테롤(LDL) 수치를 높이기 때문이다. 또한 지방은 소화되는 시간이 가장 길어서 음식이 위장에 머무르는 시간을 늘린다. 이로 인해 위장은 부담을 받고 종종 메스꺼움과 복부가 팽창하는 증상이 동반되기도 한다. 그러므로 기름기가 많은 음식은 섭취를 줄이는 것이 좋다.

셋째, 찬 음식과 뜨거운 음식을 지나치게 많이 먹지 않는다. 중국 명나라 때 의학자인 장경악은 저서인《경악전서》에서 차갑고 뜨거운 음식을 지나치게 섭취하는 폐단에 대해 이렇게 기술했다.

"평소에 찬 음식을 잘 먹는 자는 반드시 내부에 열이 많고 평소에 뜨거운 음식을 잘 먹는 자는 내부에 반드시 한(寒)이 많다. 그러므로 내부에 한이 있는 사람은 찬 것을 좋아하지 않고, 내부에 열이 있는 사람은 뜨거운 것을 좋아하지 않는다. 그러나 열성(熱性)인 조건을 가진 자가 찬 것을 즐겨 먹으면 주로 중한(中寒)이 발생하고, 한성(寒性)인 조건을 가진 자가 뜨거운 것을 즐겨 먹으므로 주로 내열(內熱)이 발생한다."

자석은 같은 극끼리 서로 밀어낸다. N극은 같은 N극을 밀어내고 S극은 같은 S극을 밀어낸다. 마찬가지로 인체 내부가 차가운 사람은 찬 음식을 멀리하고, 내부에 열이 많은 사람은 뜨거운 음식을 좋아하지 않는다. 인체가 스스로 알아서 멀리하는 것이다. 그러나 이를 간과하고 속이 냉한 사람이 찬 음식을 많이 섭취하거나 열이 많은 사람이 뜨거운 음식을 과식하는 것은 건강에 해롭다. 반대로 체온이 낮은 사람이 뜨거운 것을 지나치게 많이 먹거나 혹은 체온이 높은 사람이 찬 것을 오랫 동안 즐겨 먹어도 병이 발생한다. 따라서 자신의 몸 상태를 알고 찬 음식과 뜨거운 음식을 구별해 적절히 섭취해야 한다.

매체에서 눈에 좋은 음식, 뇌에 좋은 식품, 당뇨에 좋은 음식, 혈압에 좋은 식품이 방송될 때마다 해당 식품을 구매하려는 열풍이 분다. 눈에 좋다는 아로니아, 뇌에 좋은 호두와 아몬드, 당뇨에 좋다는 돼지감자는 보도 후 한바탕 광풍에 휩싸이기도 했다. 몸에 좋은 음식들로만 구성해서 먹는 것이 꼭 좋은 것만은 아니다. 또한 다른 사람에게 좋았던 음식이나 식품이 나에게 모두 맞는 것도 아니다. 매체에서 나오는 모든 것을 따라하기보다는 평소 자신이 어떠한 음식을 좋아하고 어떤 음식을 과도하게 섭취하는지 먼저 돌아보아야 한다.

계절에 맞는 제철음식을 섭취하고 있는지, 기름기가 많거나 밀가루 식품을 멀리하는지, 찬 음식과 뜨거운 음식을 지나치게 섭취하지 않는지를 먼저 살펴보아야 한다. 이 세 가지 사항만 주의해도 음식으로 인해 독소가 쌓일 걱정에서 한걸음 벗어날 수 있다. 지금 내가 먹는 음식이 곧 나를 만든다.

장이 깨끗해야
내 몸이 편안하다

건강한 신체에 건전한 정신이 깃든단 말은
이 세상에서 행복한 상태를 간결하게, 그러나 충분히 묘사한다.
존 로크

"제가 젊어서부터 밥을 많이 먹어요. 요즘에도 한 번에 밥 2~3 그릇은 먹어야 직성이 풀려요. 그런데 먹는 만큼 시원하게 나오지는 않아요. 음식 섭취량을 줄이고 싶은데 마음대로 안 돼요."

70세에 가까운 박 할머니의 하소연이었다. 그녀의 건강은 20대 때부터 이미 적신호가 켜져 있었다. 이른 나이에 결혼한 후 그녀는 넘치는 식탐을 주체할 수가 없었다. 먹을 것이 눈에 띄면 먹어야만 직성이 풀렸다. 시어머니, 시동생과 함께 살며 아내가 고생하는 것 같아 남편은 아내가 먹고 싶어 하는 음식을 몰래 사다 주었다. 그러면 그녀는 밤에 이불을 뒤집어 쓰고 혼자 먹을 정도였다.

식탐은 날이 갈수록 늘어만 갔다. 자녀들은 어머니를 위해 먹을 것을 감추거나 단식원에도 보내봤지만 모두 허사였다. 식욕억제제와 500만 원 가량의 다이어트 제품을 구입해 어머니에게 드리기도 했다. 어머니는 제품을 복용해서 체중을 15kg을 감량했지만 얼마 후 식탐이 재발해 이전보다 더욱 심하게 체중이 불어났다.

문제는 식탐뿐만 아니라 배변에도 있었다. 먹는 만큼 대변으로 나오지 않았던 것이다. 음식 섭취량은 많은데 1주일에 2~3번 겨우 대변을 볼 정도였다. 어떤 때는 하루에 2~3번 용변을 보기도 했지만 시원하지 않았다. 그 결과 현재 70세에 가까운 그녀의 허리둘레는 40인치에 이르렀고 몸무게는 90kg에 달했다.

"음식이 위(胃)로 들어오면 위(胃)는 채워지고 장(腸)은 비며, 음식이 내려가면 장은 채워지고 위가 빈다. 위가 가득 차면 장이 비고, 장이 가득 차면 위가 비는데, 이렇게 위와 장이 번갈아 비었다가 차기 때문에 기가 오르내릴 수 있고 병이 없게 된다."

가장 오래된 중국 전통의학서인 《황제내경·영추》에 기록되어 있는 내용이다. 건강하기 위해서는 인체 내에서 기가 잘 오르내려야 하고, 기가 잘 소통되기 위해서는 위와 장이 교대로 채우고 비워질 시간이 필요하다는 말이다. 한 번 음식을 섭취하면 충분히 소화가 되고 난 후에 다음 음식을 먹어야 하는 것이다. 그러나 각종 먹거리가 넘쳐나는 요즘 위와 장이 비워질 시간을 확보하기가 쉽지 않다. 밥 먹고, 과일 먹고, 커피 마시고, 빵 먹고, 다시 밥 먹고, 아이스크림 먹고, 과자 먹고, 통닭 먹고, 피자 먹고, 분식 먹고, 물과 음료수를 마신다. 위장이 비워지지 않았는데도 또다시 들이붓고 채워 넣는 것이다.

많은 사람들이 장을 깨끗이 하려고 노력한다. 관장을 하거나 변비약을 먹어서라도 대변을 보고 장을 비우려고 한다. 장을 깨끗이 하고 싶다면 대변에만 초점을 맞춰서는 안 된다. 음식물을 받아들이고 부숙시키는 '위장', 위에서 초보적인 소화 단계를 거친 음식물을 전달받아 다음 단계의 소화를 진행시키고 찌꺼기는 대장으로 넘겨주는 '소장', 분변을 형성하는 '대장' 모두가 원활히 작동해야 한다. 결국 음식물을 섭취하고 영양분을 소화, 흡수시키고 대변으로 내보내는 과정 하나하나가 정상적으로 작동해야 하는 것이다. 각 장기들이 정상 작동하기 위해서는 나의 몸이 어떠한 상태인지, 무엇을 해야 하고, 무엇을 하지 말아야 하는지 정확히 알아야 한다. 장을 깨끗하게 하는 식사법과 배변 습관은 따로 있다. 그렇다면 장을 깨끗하게 하는 방법이란 과연 무엇일까?

첫째, 건강한 식사습관을 가져야 한다. 음식을 섭취함에 있어서 세 가지 해로운 식습관과 한 가지 좋은 식습관이 있다. 해로운 식습관이란 '과식, 간식, 야식'을 말하고, 좋은 식습관이란 음식을 적게 먹는 '소식'을 가리킨다. 과식과 간식, 야식은 위장이 처리할 수 있는 양보다 많은 양의 음식이 들어옴으로써 위장에 부담을 준다.

소화할 수 있는 한계량 이상의 음식이 들어오면 우리 몸은 과부하 현상을 해소하기 위한 방편으로 잠을 선택한다. 시력, 청력, 후각, 근육과 뇌에 소모되는 혈액을 최소화하고 대신 위장으로 혈액을 몰아주는 것이다. 그러므로 식후에 잠이 쏟아지는 사람들은 평소 소화력이 안 좋다는 점을 인식해야 한다. 또한 과식과 간식, 야식은 과잉의 에너지를 만든다.

인체는 필요한 에너지를 쓰고 난 후 남는 에너지는 지방의 형태로 저장한다. 세 가지 해로운 식습관은 불필요한 지방과 수분을 만들어 내어 배가 나오고 팔과 허벅지에 살이 붙고 몸이 곳저곳이 올록볼록해지도록 만든다. 모두 노폐물과 독소가 쌓였다는 좋지 않은 신호들이다.

소식은 남녀노소 모두가 지켜야 할 좋은 식습관이다. EBS에서 방영된 '장수마을' 편에서 100세가 넘는 할머니, 할아버지들을 인터뷰했다. 이 분들의 장수 비결 중 하나가 바로 '적게 먹는 습관'이었다. 배가 부르기 전에 숟가락을 놓고 식사를 마치는 것이다. 이로써 인체에 과잉에너지가 생기지 않고 독소가 쌓이지 않게 하는 것, 이것이 바로 오래 사는 비결이었다.

둘째, 건강한 배변 습관을 가져야 한다. '건강한 대변'이란 아침에 일어나자마자, 오전 7시에서 9시 사이에, 밥을 먹지 않고도 바로 화장실에 가서, 바나나 모양의 굵은 황금색 대변을 보는 것이다. 대변을 보는 시간이 점점 늦어질수록, 밥을 먹어야만 대변을 볼수록, 대변이 풀어지거나 가늘거나 변비가 있을수록, 하루에 대변을 보는 횟수가 많을수록 모두 건강한 대변과는 거리가 멀다. 즉 몸이 건강하지 않고 체내에 독소가 쌓여 있는 것이다.

변비로 고생하는 사람들은 가능한 빨리 변비를 고치기 위해 노력해야 한다. 대변을 보고 싶은 생각이 없다는 핑계로 하루하루 화장실 가기를 멀리한다면 변비는 절대 고쳐지지 않는다. 배가 아프지 않아도, 대변이 나올 신호가 없더라도, 설령 화장실에 앉아 있는데 대변이 나오지 않는다 해도 1~2개월 정도는 정해진 시간에 화장실에 가서 앉아 있는 습관을 들여야 한다. 시간이 지나면 신체가 적응을 해서 일정한 시간에 대변을 볼 수 있게 되고 성취감도 느낄 수 있다.

많은 사람들이 밥을 많이 먹으면 소화력이 좋다고 생각한다.

'사람은 밥의 힘으로 살아가는 것'이라고 여기며 기운이 떨어지면 어떻게 해서든 밥을 더 먹으려고 한다. 소화능력이 좋지 않은데도 불구하고 말이다. 열심히 일하고 난 후, 수술 받은 직후, 병을 앓고 난 뒤에는 몸을 보신한다는 명목으로 더욱 식사량을 늘리고 값이 비싸고 기름진 음식들을 입속에 집어넣는다. 모두 위장, 소장, 대장을 힘들게 하고 독소가 쌓이도록 만드는 행동들이다.

장이 깨끗해야 내 몸이 편안해진다. 위장, 소장, 대장이 깨끗해지기 위한 첫 번째 조건은 건강한 식습관을 갖는 것이다. 건강을 해치는 과식과 간식, 야식은 줄이고 위장의 부담을 줄이도록 소식을 해야 한다. 또한 용변을 보고 난 후에는 더럽다고 여기지 말고 자신의 대변을 살펴보는 습관을 가져야 한다. 건강한 대변의 모습을 기억했다가 자신의 대변이 건강한 정도에서 얼마나 벗어나 있는지 항상 비교해 보아야 한다.

건강은 건강할 때 지켜야 한다. 한 번 건강을 잃으면 되찾는 데 오랜 시간이 걸리기 때문이다. 내 몸에 항상 관심을 갖고 장 건강을 해치는 나쁜 습관은 고쳐야 한다. 그렇게 할 때 비로소 장도 깨끗해지고 내 몸도 편안해질 수 있다.

노폐물 제거에도
골든타임이 있다

어리석은 일 중에 가장 어리석은 일은
이익을 얻기 위해 건강을 희생하는 것이다.

쇼펜하우어

"얼굴이 왜 이렇게 부었어?"

몇 달 만에 만난 친구가 가장 먼저 꺼낸 말이었다. 평소 나의 모습을 잘 알던 친구에게서 부었다는 말을 듣자 적잖은 충격을 받았다. 요즘 들어 살짝 피곤하다고만 생각했을 뿐 얼굴이 부은 것은 자각하지 못하고 있었기 때문이었다. 아침에 거울을 볼 때마다 나의 모습은 어제와 비슷했다. 부어 있는 나를 발견하지 못할 정도로 변화는 미세했던 것이다. 하지만 돌이켜보니 당시 나는 바쁜 일정 속에서 내 몸을 챙길 여유가 없었다. 한의원이 끝나면 세미나에 참석하거나 강의와 강연 일정을 소화해내느라 몸이 열 개여도 부족할 지경이었다.

얼굴이 부은 것은 알지 못 했지만 사실 이와 관련된 신호는 곳곳에서 포착되었다. 피곤할 때는 소화가 안 돼서 속이 불편했고, 피로가 심할 때는 대변이 원활하지 않아서 1주일에 겨우 2~3번 정도 화장실에 갈 뿐이었다. 하루 종일 물을 마시고 싶지 않을 때도 있었다. 원활한 배변활동을 위해 억지로 조금씩 마시는 것이 전부였다. 피로가 쌓이고 대사 능력이 떨어지면서 나의 몸은 노폐물을 배출하지 못하고 쌓아두기만 하는 상태가 되었다. 소화 기능, 수액대사기능, 배변기능이 모두 저하되어서 노폐물과 독소가 가득 찼다. 그 결과 배가 부풀어 오르기 시작했고 얼굴까지 부어올랐다. 바쁜 나날들 속에서 힘들긴 했지만 신체를 움직일 수는 있었고 통증과 부종이 심각하지 않았기 때문에 안일하게 지낸 결과였다.

독소가 축적되는 것을 막아야만 했다. 자칫하다간 심각해질 수도 있는 상황이었다. 독소와의 전쟁에서 이기느냐 지느냐의 한판 승부가 벌어진 것이다. 친구의 말을 듣고 난 후 당장 디톡스를 시작했다. 점점 노폐물과 독소가 빠지면서 몸의 붓기도 빠지고 소화와 배변이 정상으로 돌아왔다.

"정기(正氣)를 충실하게 하여 내부를 지킴으로써 사기(邪氣)가 침범하지 못하게 한다."

현존하는 가장 오래된 중국 의학서인 《황제내경·소문》에 나온 말이다. 정기란 인체의 모든 생리기능과 조직구조를 포함하는 말이며 사기란 병을 발생시키는 요인을 의미한다.

정기가 강하거나 약한 것은 선천적인 체질 혹은 체력과 관련이 있다. 즉 태어날 때부터 부모에게서 강한 체력을 물려받은 사람은 정기가 충실한 것이고, 약한 체력을 물려받은 사람은 정기가 약한 것이다.

선천적인 체질이 약하다고 해서 좌절할 필요는 없다. 17세기 명나라 의학자인 장경악은 그의 저서인 《경악전서》에서 "선천적으로 부족한 자는 후천적인 배양에 힘을 기울이면 선천적인 부족을 보충하는 효과가 있어 역시 반쯤은 강해진다."라고 조언했다. 선천적으로 약한 체질이라면 정신활동의 안정, 적절한 운동을 통한 신체 단련, 일과 휴식의 조화 등을 통해 후천적으로 체력을 다소 보강할 수 있다.

정기가 약한 사람들은 자그마한 외부의 기후 변화에도 병이 일어나기 쉽다. 날씨가 추워지면 정기가 약한 사람들은 추위에 몸을 떨거나 쉽게 감기에 걸리는 것이 대표적인 예이다. 또한 선천적인 체력이 부족한 사람들은 신체 조직 기관들의 기능이 약하므로 독소를 변환하고 배출하는 능력이 떨어진다. 그 결과 체내에 노폐물과 독소가 쌓임으로써 쉽게 병이 발생하고 질병으로 발전하는 속도도 빠르다.

독소를 제거하는 시기는 빠르면 빠를수록 좋다. 몸 안에 쌓인 노폐물이 좋은 영향을 미치는 적은 없기 때문이다. 가능한 빨리 독소를 제거해야 한다. 그러나 많은 경우 아파서 떼굴떼굴 구르거나 일상생활에 지장을 받을 정도가 아니면 대수롭지 않게 여기고 넘어간다. '오늘 하루만 넘기면 내일은 괜찮아지겠지'라고 스스로를 위로하며 내일을 기다린다. 분명한 것은 건강에 대한 안일한 생각이 내 몸을 망칠 수 있다는 점이다. 인체에 노폐물과 독소가 쌓였음을 알아차리는 방법에는 두 가지가 있다. 하나는 스스로 파악하는 것이고 다른 하나는 남들의 말에 귀를 기울이는 것이다.

독소가 쌓였다는 것은 관심만으로도 스스로 알아챌 수 있다. 속이 미식거림, 어지러움, 두통, 배에 가스가 차거나 꾸르륵꾸르륵 물소리가 남, 잦은 트름, 배고픔을 잘 못 느낌, 안구 건조, 하지정맥, 손발이 시림, 눈 충혈, 치질, 감기에 자주 걸림, 설사, 변비 등이 모두 인체에서 나타나는 이상 증상들이다.

독소의 축적은 오히려 남들이 쉽게 알아볼 때가 많다. "갑자기 왜 이렇게 살 쪘어?", "왜 이렇게 부었어?", "왜 이렇게 배가 나왔어?", "왜 이렇게 안색이 어두워?" 등 오랜 만에 만난 사람들이 나에게 하는 말을 무심코 흘려들어서는 안 된다. 모두 부정적인 말들인 까닭에 처음에는 기분이 상할 수도 있다. 하지만 곰곰이 생각해 보아야 한다. 내가 왜 지금 이런 말을 들었는지 요즘 나의 상황은 어떠했는지 돌이켜 보아야 한다. 업무가 바빠서 연이어 과로했는지, 저녁 식사 후 바로 잠이 들어서 최근에 살이 많이 쪘는지, 스트레스를 심하게 받은 나머지 먹는 양은 늘었지만 대변 양이 줄지는 않았는지 등을 살펴야 한다.

"원장님, 다리가 갑자기 퉁퉁 붓기 시작했어요. 빨리 고쳐 주세요."

자주 내원하던 환자가 어느 날 다급히 문을 열고 들어오면서 큰 소리로 부르짖기 시작했다. 키 163cm, 몸무게 90kg이 넘는 그녀는 바지를 걷어 올리며 자신의 다리를 보여 주었다. 바지 너머로 보이는 그녀의 다리는 한 눈에 보기에도 퉁퉁 부어서 코끼리 다리를 연상케 했다. 부종이 심해서 종아리가 딱딱했고 손가락으로 정강이와 발등을 누르면 살이 눌려서 금방 올라오지 않았다. 이러한 증상을 함몰부종이라고 하는데 한눈에 보기에도 상황이 심각했다. 급히 치료를 하고 부종이 빠질 때까지 꾸준히 내원할 것을 신신당부했다. 3일 동안 치료를 받으면서 부기가 조금씩 가라앉고 단단했던 종아리가 부드러워지자 그녀는 내원을 중단했다. 1주일이 지나자 환자는 또다시 다급하게 아우성을 치며 들어왔다.

"원장님, 다리가 전보다 더 심하게 부었어요. 빨리 낫게 해 주세요."

1주일 동안의 행적을 물어보자 그녀는 사실을 털어 놓았다. 다리가 호전되자 이전보다 더 밖으로 돌아다니며 사람들을 만나고 다녔다. 점심 약속, 저녁 약속이 끊임없이 있었고 없는 약속도 만들어낼 정도였다. 그 결과 다리가 예전보다 더욱 퉁퉁 부어 오른 것이었다. 디톡스를 실행할 때 주의해야 할 점이 있다. 신체 기능이 회복될 수 있도록 충분히 휴식을 취하고 적절한 치료 시간을 확보해야 한다는 점이다. 그러나 많은 사람들이 독소가 빠지고 몸에 조금만 활기가 생기면 금방 외부 약속을 잡거나 불필요한 일을 하면서 가까스로 회복한 체력을 떨어뜨리고 만다.

어릴 때부터 건강했으므로 나이가 들어서도 건강하다고 착각하는 사람들이 많다. 하루하루가 지날수록 신체 기능이 떨어지고 체력은 저하될 수밖에 없다. 체내에 독소가 쌓여 건강이 무너진 상황에서 치료는 하지 않고 "나이를 먹었어도 이런 것쯤은 거뜬히 이겨낼 수 있어."라고 외치는 것은 공허한 메아리와 같다. 건강하고 싶다면 건강하기 위한 행동을 해야 한다.

나이가 들수록 신체 능력은 떨어질 수밖에 없으므로 체력을 아껴야 한다. 병이 심할수록 체력 회복을 위해 노력해야 하고 회복하는 동안에는 바깥출입을 삼가면서 기운을 축적해야 한다. 인체 기능이 정상적으로 회복되지 못 하면 병은 더욱 발전할 수밖에 없기 때문이다.

'심폐 기능이 정지하면 4분', '중상 환자 1시간 이내'는 모두 골든타임을 말한다. 골든타임이란 사건이 발생한 후 응급치료나 수술이 들어가야 하는 최소한의 시간을 의미한다. 환자의 목숨이 경각에 달린 위급상황이므로 골든타임 안에 처치가 이루어져야만 한다.

골든타임은 생사의 갈림길에서뿐만 아니라 디톡스에도 적용된다. 많은 경우 체내에 적체된 노폐물을 지금 당장 제거하지 않아도 큰 문제가 없는 것처럼 보인다. 그래서 어제와 같은 행동을 하고 어제와 같은 독소가 쌓여도 안심하고 지낸다. 노폐물 적체가 한계 상황에 이르고 각종 통증과 염증이 발생했을 때, 사람들은 그제서야 건강에 관심을 갖고 독소를 제거하기 위한 방법을 찾는다.

노폐물 제거에도 골든타임이 있다. 노폐물은 '가능한 빨리' 제거하는 것이 좋다. 육안으로 확인할 수 있는 병이 되기 전에 기능 저하 단계에서 건강을 빨리 회복해야 한다. 이를 위해 자신의 몸에서 나타나는 반응이나 증상에 항상 관심을 가져야 한다. 또한 남들이 하는 말을 무심코 흘려들어서도 안 된다. 낯빛, 안색, 몸매, 행동 변화 등은 나보다 남들이 더 쉽게 알아보는 경우가 많기 때문이다. 노폐물을 제거하고 신체 기능이 회복될 수 있도록 충분한 시간을 확보하는 지혜가 필요하다.

충분한 휴식보다
디톡스가 먼저다

조금만 체력을 키울 기회가 생기면
인생의 평범한 경험들이 얼마나 상쾌해지는지 놀라울 따름이다.

프랭크 더프

"혈관에 기름때가 붙어 있습니다. 원인은 고지혈증 때문입니다."

"위에 종양이 있습니다. 탁구공처럼 올라온 게 있는데 혹입니다. 점막이 덮고 있어서 좋은 것인지 나쁜 것인지는 확인이 안 됩니다. 정밀 검사를 받아야 합니다."

"대장 내시경 결과 혹이 발견됐습니다. 조직 검사를 해 봐야 알겠지만 혹을 제거해야 합니다. 혹이 암이 될 수도 있기 때문입니다."

어느 텔레비전 프로그램에 출연한 방송인의 건강검진 결과 내용이었다. 그는 쉬는 날이 거의 없이 매일 바쁜 일정을 이어 나갔다. 숨 가쁘게 달린 그는 40세의 생일을 맞아 자신에게 주는 선물로 건강검진을 선택했다. 프리랜서이기에 갖게 되는 막연한 불안감으로 인해 그는 미친 듯이 앞만 보고 달렸다. 진행 중과 진행 예정인 프로그램 수가 10개 이상에 달할 정도로 살인적인 스케줄을 소화했다. 휴식은 기껏해야 한 달에 1~2번 쉬는 것이 전부로 이때는 "하루 종일 말없이 좀비처럼 쉰다."라고 이야기할 정도였다. 건강을 돌보지 못하고 앞만 보고 달린 결과, 그의 몸에는 기름때와 용종이라는 독소가 쌓인 것이다.

고지혈증이란 혈액 속에 지방성분이 과다한 상태이다. 지방성분 물질이 혈관벽에 쌓이면 염증이 유발되고 나아가 심혈관계질환을 발생시킨다. 지방성분 물질에는 지방산, 중성지방, 인지질, 콜레스테롤이 있다. 이중 콜레스테롤이 과다하게 증가하는 경우를 일컬어 고콜레스테롤혈증이라고 한다.

콜레스테롤은 우리 몸을 구성하는 세포들의 세포벽을 구성하는 주요 물질이자 호르몬의 전구물질이기도 하다. 적당한 콜레스테롤은 세포와 호르몬 합성에 중요한 역할을 하지만 과다한 콜레스테롤은 혈관벽에 달라붙거나 혈전이라는 노폐물을 발생시켜 혈관을 막아 버린다. 혈전이 뇌혈관을 막으면 뇌경색, 심장의 관상동맥을 막으면 심근경색이 일어나는 것이다.

콜레스테롤은 혈액 속에 존재하는 단백질과 결합해서 돌아다니는데 중성 지방, 저밀도지단백(LDL), 고밀도지단백(HDL) 등으로 나뉜다. 흔히 말하는 '나쁜 콜레스테롤'이란 저밀도지단백 (LDL) 콜레스테롤, '좋은 콜레스테롤'이란 고밀도지단백(HDL) 콜레스테롤을 가리킨다. 높은 중성 지방을 가진 사람은 저밀도지단백 콜레스테롤 수치도 높은 경우가 많다. 나쁜 콜레스테롤이나 중성지방이 많은 사람은 심장질환의 위험이 높아지고 반대로 고밀도지단백 콜레스테롤이 많은 사람은 심장질환의 위험이 낮아진다.

고지혈증을 가진 사람들은 혈액이 끈끈하고 점도가 높아서 혈액 순환이 느려진다. 또한 고지혈증은 혈관에 염증을 일으켜 말초 순환에도 문제를 발생시킨다. 그러나 환자들 중에는 고지혈증을 갖고 있음에도 불구하고 한 번도 혈액검사를 해 보지 않아서 60대가 될 때까지도 모르는 지내는 경우도 있었다. 특히 20대나 30대는 체력이 뒷받침되고 아픈 데가 많지 않아서 자신에게 고지혈증이 있으리라고는 꿈에도 생각조차 못 하는 경우도 많다.

고지혈증이 심한 사람들은 몸이 물 먹은 솜처럼 축 처지거나 무겁게 느껴진다고 호소한다. 남들과 같은 시간 동안 일을 해도 더 쉽게 지치고 힘들어한다. 그러나 고지혈증이 있음에도 불구하고 선천적으로 튼튼한 체력을 갖고 태어난 경우에는 다른 사람보다 훨씬 더 많은 일을 하고도 지친 기색이 없다. 아무리 일해도 지치지 않기 때문에 체력 이상으로 일을 하고 기운을 모두 써 버린다. 그래서 건강에 이상이 발생해도 알아차리지 못 하는 경우가 많다.

한의원에 내원한 고지혈증을 가진 50대의 한 남성 환자는 체격이 건장했고 평소에도 자신의 지치지 않는 체력을 자랑스러워했다. 튼튼한 체력을 밑천 삼아 건설업에 종사하면서 무거운 짐도 번쩍 들어 올리고 남들보다 더 많은 노동량을 소화하면서도 전혀 힘든 줄을 몰랐다. 아픈 것도 힘든 것도 느끼지 못했다. 그러던 어느 날 어깨와 무릎 사진을 찍어보고는 깜짝 놀랄 수밖에 없었다. 무릎 연골과 어깨 인대가 찢어져서 너덜너덜해져 있기 때문이었다. 건강을 자신하고 몸을 돌보지 않은 결과였다.

고지혈증은 혈액 속에 기름 찌꺼기의 노폐물이 존재하는 상태이다. 노폐물과 독소는 제거하고 없애야 할 대상이다. 노폐물을 제거한 후에는 반드시 노폐물이 발생하지 않도록 근본적인 치료를 해 주어야 한다. 과다한 노폐물과 독소는 쉬거나 운동을 많이 한다고 해서 사라지는 것이 아니다. 그러나 많은 환자들이 되묻는다.

"원장님, 제가 일을 너무 많이 해서 몸에 무리가 온 것 같은데 일을 쉬면 고지혈증도 좋아지겠죠?"

"고지혈증은 운동하면 좋아진다고 하던데 운동하고 체중도 감량하면 고지혈증도 나을 수 있겠죠?"

이런 질문에 답이 될 만한 환자 사례가 있었다.

40대 중반의 박현민 씨는 여러 가지 증상 때문에 힘들어 하고 있었다.

"제가 얼마 전에 회사를 그만두었어요. 회사를 나오기 전까지 직장이 바빴어요. 게다가 저에게만 까다롭게 구는 상사 때문에 몇 달 전부터 갑자기 원형 탈모가 시작됐었습니다. 요즘에도 밤에 잠을 설치거나 꿈을 많이 꾸어요. 갱년기 증상처럼 얼굴에 열이 확 달아올랐다가 내려가기를 반복하구요. 밥 먹을 때는 머리에서만 땀이 나요. 왜 그런지, 어떻게 해야 좋을지 모르겠어요."

여러 증상들을 자세히 들어보고 진맥한 결과 그는 고지혈증과 지방간 증상을 갖고 있었다.

"지금 고지혈증과 지방간 증상이 있어요. 양방 병원에 가서 혈액검사와 간초음파 검사를 해 보세요."

며칠 후 그는 충격에 빠진 얼굴로 한의원 문을 열고 들어왔다.

"원장님, 검사 결과 고지혈증과 고혈압 진단을 받았어요. 지방간도 있고요. 이럴 수는 없어요. 저는 평소에 술도 잘 안 마셔요. 지금은 회사를 나와서 편안하게 쉬면서 운동도 하고 있고요. 체중도 6kg이나 감량했어요. 고지혈증은 운동하고 체중을 감량하면 좋아지는 것 아닌가요? 예전처럼 힘들지 않고 쉬고 있는데 왜 이런 결과가 생긴 거죠?"

많은 사람들이 휴식을 취하면 병이 나을 거라고 착각한다. 스트레스를 받은 후 두통이 심해졌다가 휴식을 취하면 마음에 여유가 생기고 몸이 이완되면서 두통이 사라진다. 그러면 대부분 두통이 나았다고 여긴다. 하지만 이것은 병이 나은 것이 아니라 증상이 가라앉아 있는 것일 뿐이다. 체내 독소가 말끔히 제거되고 신체 기능이 회복된 것이 아니므로 언제든 다시 발병할 수 있는 것이다.

더러운 물도 찌꺼기가 가라앉으면 맑아 보인다. 그러나 물을 휘저으면 가라앉았던 찌꺼기가 둥둥 떠올라 금새 물이 더러워진다. 독소가 일으키는 증상들도 마찬가지다. 독소를 제거하지 않는 이상 증상이 가라앉아 있을 뿐 완전히 없어지는 것은 아니다. 그러므로 병이 생겼을 때는 독소를 제거하고 근본적인 치료를 하는 것이 먼저이지 휴식을 취한다고 해서 독소가 해결되는 것은 아니다.

정상적인 노동과 운동은 기혈을 소통시키고 체력을 증가시키는데 도움을 준다. 하루 동안 긴장했던 정신과 근육은 휴식을 통해서 회복된다. 정상적인 노동과 운동 후에 갖는 휴식은 피로감을 해소시키고 정신력과 체력을 회복할 수 있게 하여 건강을 유지하고 독소가 쌓이지 않게 한다. 그러나 과도한 노동과

정신적 피로는 건강을 위협하고 독소 생성을 증가시킨다. 과도한 강도가 오랜 시간 누적되어서 생긴 독소는 휴식을 취한다고 해서 사라지지 않는다. 독소의 강도와 양이 이미 인체가 스스로 해독할 수 있는 범위를 넘어섰기 때문이다. 인체 자정 능력을 벗어난 독소들은 디톡스를 통해서만 해독이 가능하다. 이것이 바로 충분한 휴식보다 디톡스가 먼저인 이유이다.

올바른 디톡스가
내 몸을 살린다

건강이 있는 곳에 자유가 있다.
건강은 모든 자유 가운데 으뜸이다.
앙리 아미엘

　"드라마 '로망스'에서 큰 인기를 얻었고 당시 꽃미남으로 화장품 광고까지 하셨는데요. 특히 남자가 화장품 광고를 촬영하는 건 정말 대단한 일이었어요. 피부를 관리하는 특별한 비법이 있습니까?"

　'해피투게더'라는 프로그램에서 진행자 유재석이 배우 김재원에게 물었다. 그러자 김재원은 이렇게 대답했다.

　"피부가 좋으려면 오장육부, 내장기관이 좋아야 합니다. 저는 단식을 추천합니다. 짧게는 하루 길게는 일주일 정도 해야 합니다. 물도 많이 먹고 운동도 해야 근육도 줄지 않고 건강하게 할 수 있습니다." 그러자 유재석이 다시 한 번 질문을 던졌다.

　"지금도 단식을 하고 있습니까?"

"요즘에는 잘 안 되던데요."

30대 후반인 김재원의 말 한마디에 출연진들은 모두 웃음이 터져 나왔다.

디톡스란 독소를 없앤다는 의미이다. 그러다 보니 독소를 '제거'하는 것에만 온 신경을 쏟는다. 몸에 있던 지방, 대변, 소변이 빠져나가기만 하면 독소가 제거되었다고 생각하므로 변비약, 체중감량 제품을 복용하거나 무리하게 단식을 한다.

단식이란 섭취 에너지를 하루에 200kcal 미만으로 극도로 제한하는 방법이다. 음료와 음식 섭취를 제한함으로써 체내에 축적된 에너지와 물을 소비하게 하는 방법이다. 단식을 할 때는 준비기, 실행기, 회복기로 나누어 실행한다. 준비기에는 식사량을 점점 줄이고, 실행기에는 물만 마시면서 금식하고, 회복기에는 죽이나 미음을 먹기 시작해 정상적인 식생활로 돌아간다.

20대에는 인체 대사 기능이 활발하므로 며칠만 굶어도 살을 빼고 며칠만 단식해도 피부 상태에 변화를 일으킬 수 있다. 아무리 뚱뚱한 사람도 독하게 마음먹고 오랜 시간 굶거나 먹는 양을 극도로 줄이면 종이장 같은 날씬한 몸매로 바꿀 수도 있다. 하지만 인체 대사 능력이 떨어지는 30대 이후에도 20대 때와 똑같은 방법을 시도했다가는 건강에 이상이 발생한다. 더 혹독하게 단식을 해 보지만 전과 달리 살은 빠지지 않고 피부도

윤택함을 잃어버린다. 결국 힘들어서 중도에 포기하고 살과의 전쟁, 피부와의 전쟁에서 패배해 버리고 마는 것이다.

사람은 늙는다. 피부의 탄력은 점차 떨어지고 눈가에는 주름이 하나 둘씩 늘어난다. 세포 분열 능력이 사라지고 인체 내 장기들의 기능이 점점 떨어지기 때문이다.

노화로 장부 기능이 저하된 상태에서 무리하게 단식을 반복하면 장부 기능이 빠른 속도로 쇠퇴하게 된다. 어느 날 40대 후반의 여성이 속눈썹이 자꾸 눈을 찔러서 불편하다며 내원한 적이 있었다. 그녀는 마른 나뭇가지처럼 뼈만 앙상했고 몸 이곳저곳에서 나타나는 통증과 염증 때문에 괴로워했다. 이상히 여겨 "몸에 살이 하나도 없고 치아가 많이 빠져 있네요. 무슨 일이 있었어요?"라고 묻자, 그녀는 "책에서 읽어보니 단식하면 온몸의 독소가 빠져나가고 몸이 가벼워진다고 해서 20년 동안 단식을 실행해 오고 있어요"라며 자랑스러운 듯이 대답했다. 디톡스는 단식이라고 한정 짓고 잘못된 방법으로 단식을 실행한 결과 그녀의 건강이 망가져 버린 것이다.

옳은 디톡스란 장부가 과부하가 걸려 체내 독소를 스스로 처리하지 못 했을 때, 독소를 '변환'시켜 '배출'하도록 돕고 해독기관의 기능을 '회복'시키는 것을 의미한다. 디톡스를 단순히 '배출'에만 초점을 맞추면 독소가 빠져나간 뒤에도 독소는 계속 생성되므로 인체는 답답할 수밖에 없다.

장부 기능이 회복되어야만 변환과 배출이 용이해지는 것이다. 독소를 변환시켜 배출하고 나아가 저하된 인체 기능까지 회복해야 하는 것은 비단 나이 많은 사람들에게만 해당하는 것은 아니다.

어느 날 한의원에 엄마와 딸이 함께 내원했다.

"원장님, 얘가 지금 고등학생인데요. 한 달 전에 학교에서 수업 도중에 정신을 잃고 쓰러졌었어요. 그 이후로 1주일에 한 두 번씩 계속 쓰러져요. 거품도 물고 약간의 발작 증상도 나타나서 걱정이에요."

딸은 162cm의 키에 몸무게가 70kg에 달했다. 어머니는 딸이 최근 들어 살을 빼려고 노력 중에 있다고 덧붙였다. 딸은 전체적으로 통통했다. 안색은 창백해서 한눈에 보기에도 혈색이 없고 기운도 없어 보였다. 고등학생 딸과 상담할수록 많은 문제점들이 드러나기 시작했다. 그녀는 어릴 때 심장이 약해서 위험한 고비들을 몇 차례 넘기며 자라났다. 다행히 성장 과정에서 큰 탈은 없었다. 하지만 고등학교 3학년으로써 책상 앞에 앉아 있는 시간이 증가하고 대학 입학에 대한 부담감이 늘어나자 자연스럽게 먹는 양이 늘어났다. 그 결과 몸무게가 15kg이나 늘었다.

문제는 잘못된 디톡스 실행 방법에 있었다. 딸은 살을 빼겠다며 아침에 야채주스를 갈아 마셨고 점심은 두유와 과일 몇 조각으로 때웠다. 두뇌활동 증대를 위해 호두, 잣, 아몬드도 가끔씩 섭취했다. 맛있는 음식이 있으면 폭식을 했고 친구들과 만나면 떡볶이 등 분식과 볶음밥 한 그릇을 다 비우곤 했다. 그녀에게 당장 체중감량을 중지시켰다. 공부를 하기 위해서는 많은 체력과 에너지가 필요하다. 그런데 살을 빼겠다고 섭취 에너지는 극단적으로 줄이면서 두뇌 활동을 위해 호두, 잣, 아몬드를 먹는 것은 건강이나 체중감량에 있어 아무런 도움이 되지 않는다.

우선 식사량을 정상적으로 늘리도록 했다. 아침에는 야채주스 대신 밥과 반찬을 먹고 점심에도 두유와 과일 대신 밥과 반찬을 먹을 것을 주문했다. 대신 밥의 양은 한 공기가 아닌 반 공기에서 3분의 2 공기만 먹도록 했다. 만일 중간에 허기가 지면 낱개로 포장한 떡을 냉장고에 얼려놓고 해동시켜 1~2개씩 먹도록 했다. 또한 폭식을 삼가도록 했다. 딸은 쓰러지기 전에 왼쪽 두피에 경련이 일어나거나 팔, 다리에 힘이 빠지는 증상이 있었다. 그 중심에는 항상 과식이 있었다. 그녀는 맛있는 음식은 다 먹어야만 직성이 풀렸다. 그러다 보니 과식을 하게 됐고 심하면 발작으로까지 이어졌다. 여기에 장부 기능을 회복시키는 치료를 했다.

첫째, 저하된 대장기능을 회복시켜서 배변 능력을 향상시켰다.

둘째, 소식을 하고 위장의 기능을 강화시켰다.

셋째, 아랫배를 따뜻하게 해서 체온을 높이고 기가 잘 소통되도록 했다.

넷째, 심장 기능을 강화시켰다. 3개월 후 그녀는 건강한 모습으로 한의원 문을 나설 수 있었다. 건강을 고려하지 않고 무리하게 다이어트를 하거나 단식을 하면 두통, 어지러움, 메스꺼움, 졸도를 경험할 수 있다. 건강이 망가질수록 발생 빈도와 통증의 강도가 늘어난다. 건강이 무너지는 것은 연령과 상관이 없다. 나의 식습관, 생활습관, 체력의 다소, 노화의 정도가 맞물려 병을 일으키기 때문이다. 그러므로 남녀노소를 불문하고 디톡스를 실행할 때에는 단순히 단식, 체중감량에만 초점을 맞추지 말고 건강을 회복할 수 있는 방법으로 실행해야 한다.

'불로장생'이란 늙지 않고 영원히 오래 사는 것을 말한다. 불로장생하기 위해서는 노화를 더디게 하거나 아예 하지 않도록 만들어야 한다. 중국의 진시황은 이를 위해 신비의 불로초를 구하려고 노력했지만 허망하게도 50세도 안 돼서 죽고 말았다. 병들지 않고, 늙지 않고, 오래도록 무병장수하고 싶은 것이 사람의 마음이다. 그러나 100%의 모든 사람이 맞이하는 것이 있다. 바로 죽음이다. 마찬가지로 100%의 모든 사람이 맞이하는 것이 또한 노화이다. 어제보다 떨어진 체력, 어제보다 감소한 인체 기능, 어제보다 후퇴하는 인지능력 등 시간이 갈수록 신체 기능이 떨어지고 노화가 진행되는 것은 어쩔 수 없는 일이다.

신체 기능의 저하와 노화는 인체에 노폐물과 독소가 쌓이도록 만든다. 나아가 각종 통증과 염증을 발생시킨다. 이때 독소만 없애면 된다는 생각으로 잘못된 방법으로 단식과 다이어트를 시도했다가는 건강을 망가뜨릴 수 있다. 이제부터라도 디톡스의 개념을 정확히 알고 건강을 회복시키도록 노력해야 한다. 올바른 디톡스만이 내 몸을 살릴 수 있기 때문이다.

디톡스로 건강을
지킬 수 있다

만일 당신이 확실한 건강을 가지고 있다면,
당신은 무슨 일이든지 할 수 있는 튼튼한 기초를 세우고 있는 것이다.
그러므로 당신은 성공에 한걸음 다가서 있는 것이다.

문용은

몇 년 전 한 프로그램에서 개그맨 이경규 씨가 의사로부터 심리적으로 불안하다는 진단을 받은 적이 있었다.

"죽을 것 같은 심리상태를 자주 경험했어요. 오랫동안 공황장애를 앓아왔는데 4개월 전부터 약물 치료를 받고 있습니다."

건강한 모습과는 전혀 다른 그의 대답에 주위 사람들은 놀랄 수밖에 없었다. 가수 김장훈 씨 역시 어린 시절부터 공황장애를 앓아 치료를 받아왔다. 몇 년 전 병이 재발해 가슴이 답답하고 숨이 막혀 와서 모든 일정을 중단하고 병원에 입원한 적도 있었다.

'공황장애'는 비단 연예인만이 겪는 증상은 아니다. 일반인들도 이 병으로 고통을 겪는 사람들이 많다. 그러나 대부분이 심리적인 문제라고 여길 뿐 독소 때문이라는 것을 전혀 알지 못한다.

나 역시 이러한 증상을 겪은 적이 있었다. 한의대에 다니면서 정신적으로나 육신적으로 힘든 시기가 있었다. 지속적으로 스트레스를 받았지만 하루하루 헤쳐 나가기에 바빴다. 어느 날 잠을 자고 있는데 갑자기 가슴이 짓눌린 듯한 느낌이 들면서 숨이 가빠지고 호흡하기가 힘들어졌다. 누가 목을 조르는 것만 같았다.

처음엔 '요즘 힘이 들어서 그런가 보다'라고 대수롭지 않게 여기고 넘어갔다. 이 증상은 한 달이나 계속됐다. 한 달이 지나자 발생 빈도와 강도가 줄어들면서 더 이상 증상이 나타나지 않았다. 병이 다 나았다고 생각하고 일상생활을 이어나갔다. 개원 초기, 한의원을 운영하면서 공황장애 증상이 다시 나타났다. 경영, 환자 치료, 직원 관리, 관련 업무에 대한 압박감으로 극도의 스트레스를 받고 나자 재발한 것이다. 하루에도 여러 번 갑자기 누가 목을 조르는 것처럼 숨이 턱턱 막혀 왔고 아무리 숨을 크게 쉬려고 해도 쉬어지지 않았다. 가슴을 들썩이며 억지로 숨을 쉬어 봐도 숨이 쉬어지지가 않았다. 조금만 정신줄을 놓으면 당장이라도 쓰러질 것만 같았다.

'연예인병'이라고만 여겼던 공황장애 증상을 직접 겪고 나자 상황만 되면 누구라도 겪을 수 있는 병임을 알게 되었다. 과도

한 업무로 체력이 떨어지거나 극도의 스트레스를 받는 사람이라면 누구나 겪을 수 있는 증상이었다. 또한 공황장애가 장부기능이 저하되어서 발생한 독소 때문이라는 점도 확실히 알게 되었다. 디톡스를 통해 독소를 제거하고 신체 기능을 회복하자 공황장애 증상에서 벗어날 수 있었다.

"예전에 두통이 심했어요. 그런데 지금은 다 나았어요."

모든 병은 독소 때문에 발생한다. 인체 자정 능력을 넘어선 과도한 양의 독소는 각종 통증과 염증, 병을 만들어낸다. 독소로 인한 증상들이 사라지면 대부분의 사람들은 저절로 독소가 제거되고 병이 나았다고 믿는다. 하지만 병이 저절로 낫고 독소가 저절로 제거되는 경우는 없다.

망문문절, 즉 환자의 모습을 살펴보고 증상을 들어보고 냄새를 맡아보고 맥진과 복진을 해 보면 예전의 병들은 증상이 가라앉아 있을 뿐 나은 것이 아니었다. 환자들은 과로하거나 스트레스를 받으면 "원장님, 머리가 다시 아파졌어요."라면서 한의원에 찾아온다. 이는 수면 아래로 가라앉은 독소들이 여건만 허락되면 언제든 다시 수면 위로 올라와 사람을 괴롭히기 때문이다.

환자들 중에 "저는 건강해요. 특별히 불편한 곳도, 아픈 곳도 없어요."라고 말하는 사람들이 있다. 이들이야말로 가장 골

치 아프고 디톡스하기 힘든 사람들이다. 살면서 특별히 통증이
나 불편감을 느낀 적이 없으므로 독소의 존재를 인정하지 않고
디톡스할 필요성을 전혀 느끼지 못 하기 때문이다. 그러나 이런
사람들을 자세히 문진해 보면 차트에 적을 공간이 없는 경우가
많다. 소화불량은 기본이요, 신장에 물혹, 간에 물혹, 갑상선에
물혹, 자궁에 물혹, 위와 대장에 용종, 심한 경우는 갑상선암, 위
암으로 장기를 절제했음에도 불구하고 자신은 독소가 전혀 없
고 건강하다고 철썩 같이 믿고 있는 경우도 있었다. 그러나 이
모든 증상은 독소 때문이라는 점을 깨달아야 건강을 회복할 수
있다.

또한 "건강검진을 받았는데 모두 정상이래요."라고 말하는
사람들도 있다. 이들은 건강검진 상에는 아무 이상이 없었지
만 여전히 소화가 안 되고 밥 먹고 트림을 하고 가스가 차고
속이 불편한 증상을 겪는다. 변비로 고생해서 변비약을 달고
살지만 대장 내시경을 하면 대장이 깨끗하다며 정상 판정을
받기도 한다.

건강검진에서 염증, 궤양, 용종, 암 등 눈에 띄는 결과가 나타
났다면 이미 신체 기능은 망가진 경우가 대부분이다. 장부 기능
이 저하된 단계에서 오랫동안 기능을 회복하지 못 하고 체력 저
하와 스트레스에 시달리면 병으로 진행되어 그제야 육안으로
병이 보이기 시작한다. 예를 들어 위염이 발견됐다면 이미 오래

전부터 위장 기능이 저하되어 있었고 자신의 체력과 기운으로 장부 기능을 회복하지 못 하는 상태가 장기간 지속되자 위염이 발생한 것이다. 그러므로 검진 결과 눈에 보이는 결과물이 나타났을 때는 이미 병은 수개월, 수 년, 수십 년 전부터 오랜 기간에 걸쳐 진행된 것이라는 점을 알아야 한다.

때로는 "제 증상이 독소와 관련이 있는 줄은 몰랐어요."라고 말하는 사람들이 있다. 독소는 꼭 고지혈증, 지방간, 당뇨, 통풍, 변비, 아토피, 알레르기 등만 가리키는 것이 아니다. 밤이 되면 발이 후끈거려서 잠을 자기 힘들어 하고, 배와 손발이 차가워서 겨울이면 이불 속에서 지내야 하고, 바람만 쐬면 눈물이 나고, 눈이 건조하고 따갑고, 귀에서 소리가 나고, 핑 돌거나 어지러운 증상 등 인체에서 일어나는 모든 증상이 독소와 관련이 있다.

환자들과 상담하면서 독소와 독소가 일으키는 증상들에 대해 설명해 준다. 같은 얘기를 반복해서 말하다 보니 때로는 환자에게 물어보기도 한다.

"병이 발생하는 것은 모두 장부 기능이 저하되어서라는 것을 몰랐어요?"

그러면 많은 환자들이 이렇게 대답하곤 한다.

"일반 사람들이 어떻게 알아요. 위염도 양방 병원에서 주는 양약 먹고 염증이 눈에 안 보이면 나았다고 생각하죠. 어디 아프면 수술하면 다 낫는다고 여기구요. 피부병 있으면 피부과 가서 연고 바르고, 눈이 건조하면 안과나 약국에서 인공눈물 사다 넣으면 된다고 간단하게 생각하는 거죠."

한의학에서는 표치(標致)와 근치(根治)가 있다. 표치는 표를 치료하는 것이고 근치란 독소를 발생시킨 근본 원인을 찾아내어 고치는 것 즉 장부기능을 회복시켜 병을 완전히 치료하는 것이다. 변비로 고생할 때 우선 시원하게 대변을 보도록 해 주는 것은 표치요, 장 기능을 회복시켜서 배변이 원활히 이루어지도록 하는 것은 근치이다.

예를 들어 체중 감량도 표치와 근치가 모두 이루어져야 요요를 막을 수 있다. 살이 찌는 것은 인체 장기들의 기능이 원활하지 않기 때문이다. 무조건 굶거나 한 가지만 먹어서 살을 뺄 수는 있다. 그러나 소화 기관이 약하다면 위장 기능을, 노폐물을 거르는 기능이 떨어졌다면 신장 기능을 회복하도록 근본적인 치료까지 이루어져야 요요를 막을 수 있다.

사람은 모든 장기들이 완벽하고 튼튼한 상태로 태어나기가 힘들다. 개인마다 약한 장기도 있고 튼튼한 장기도 있다. 한의학에서는 이를 '선천지기'라고 한다. 선천지기가 약하다고 좌절할 필요는 없다. 약한 장기들을 후천적으로 어떻게 관리하고 보호해 주느냐에 따라 건강은 달라질 수 있기 때문이다.

건강을 지키기 위해서는 나의 약한 장부가 어느 곳인지 파악하는 것이 중요하다. 약한 장기를 모르고 방치했다가 부지불식간에 독소가 인체를 잠식하는 상황을 맞이할 수 있기 때문이다. 이때 필요한 것이 바로 디톡스이다.

디톡스를 시행할 때는 '병이 길면 치료 기간도 길다'는 점을 고려해 기간을 넉넉히 잡고 여유로운 마음을 가져야 한다. 당장 독소 배출에만 초점을 맞추어서는 안 된다. 독소가 쌓이지 않는 환경을 만드는 것이 더 중요하기 때문이다.

독소는 한 번 제거했다고 해서 더 이상 쌓이지 않는 것이 아니다. 먼지 쌓인 방을 깨끗이 청소해도 사람이 들고나면 다시 먼지가 쌓이는 것처럼 노화가 진행되거나 체력과 기운이 떨어지면 독소도 다시 쌓일 수 있다. 그러므로 독소 관리는 평생에 걸쳐 해야 할 내 몸에 대한 의무인 것이다.

건강을 지키는 것은 독소 관리로부터 시작한다. 인체에서 드러나는 모든 증상들이 독소와 연관이 있음을 안다면 몸에서 나타나는 증상 하나하나에 관심을 기울어야 한다. 건강의 시작과 끝은 독소 관리에 달려 있다. 건강을 지키기 위해서는 디톡스가 답이다.

디톡스 건강법

초판 1쇄 인쇄 2019년 1월 21일
초판 1쇄 발행 2019년 1월 26일

지 은 이 **최성희**
펴 낸 이 **권동희**
펴 낸 곳 **위닝북스**
기   획 **김도사**
책임편집 **이양이**
디 자 인 **이선영**
교정교열 **김진주**
마 케 팅 **강동혁**

출판등록 **제312-2012-000040호**
주   소 **경기도 성남시 분당구 수내동 16-5 오너스타워 407호**
전   화 **070-4024-7286**
이 메 일 **no1_winningbooks@naver.com**
홈페이지 **www.wbooks.co.kr**

ⓒ위닝북스(저자와 맺은 특약에 따라 검인을 생략합니다)
ISBN 979-11-6415-003-8 (13510)

이 도서의 국립중앙도서관 출판도서 목록(CIP)은 서지정보유통지원시스템
홈페이지(http://seoji.nl.go.kr)와 국가자료공동목록시스템(http://www.nl.go.
kr/kolisnet)에서 이용하실 수 있습니다.(CIP제어번호: CIP2019002464)

위닝북스는 독자 여러분의 책에 관한 아이디어와 원고 투고를 설레는
마음으로 기다리고 있습니다. 책으로 엮기를 원하는 아이디어가 있으신 분은
이메일 no1_winningbooks@naver.com으로 간단한 개요와 취지, 연락
처 등을 보내주세요. 망설이지 말고 문을 두드리세요. 꿈이 이루어집니다.

※ 책값은 뒤표지에 있습니다.
※ 잘못 만들어진 책은 구입하신 서점에서 교환해 드립니다.